JN060946

改訂新版

炎症性サイトカインの
暴走を止めると

リウマチは しっかり よくなっていく!

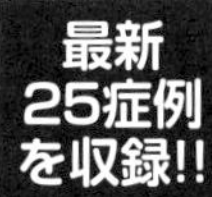

悪化のスパイラルを
断ち切れば痛みも治まる

岐阜大学特任准教授 岡野哲郎 監修／木下カオル 著

如月書房

監修の言葉

白豆杉（はくとうすぎ）という神秘的な植物と出会って二十数年、これまで様々な研究を繰り返し、数多くの薬理効果を確認してきました。がん、糖尿病、肝炎、そして最近は、リウマチという難しい疾患の症状回復に、白豆杉が驚くべき効果を発揮することを確かめることが出来ました。

白豆杉は、リウマチの病態の根幹である炎症性サイトカインを抑制し、正常な状態に導くというはたらきをします。これは今日、リウマチ治療の最先端である生物学的製剤とほぼ同じ作用です。しかも生物学的製剤のような厳しい副作用が一切なく、患者さんを苦しめることがありません。

これは、過剰なものは抑え不足を補う双方向調整作用というべきもので、天然の生薬だからこそ可能な働きです。

白豆杉には、リグナン類などたくさんの成分が含まれています。それらの成分が、組織や細胞、免疫などに様々な角度から働きかけることで、過剰な免疫を抑え、炎症を抑え、かつ抑え過ぎることがないというバランスのよい効能になるようです。単一の成分が一方向に働く医薬品には、できない働きです。

リウマチの医学研究は日進月歩で、治療も寛解をめざす積極的な方法になってきました。これにより激しい炎症が治まり、寛解を迎える人が多くなってきました。大変に喜ばしいことです。

しかし今日でも、最先端の薬が効かない、副作用が強くて続けられないという重い症状の患者さんもいらっしゃいます。こうした方達にとって、全く副作用なくリウマチの症状を抑える白豆杉は、救いというべきものです。

白豆杉を使った患者さんたちの感想、多くの喜びの声を聞き、研究者としてうれしい限りです。そしていっそう研究に向かう励みになりました。これから白豆杉の研究はさらに進み、より多くの患者さんの助けになる発見や使用法が見つかると思います。

本書が、リウマチや膠原病の患者さん達が、穏やかに不安なく健康な生活を取り戻すため役立つことを願っています。

岐阜大学特任准教授　岡野　哲郎

【改訂新版】炎症性サイトカインの暴走を止めると
リウマチはしっかりよくなっていく！

目次

第2章 リウマチ治療の現在と問題点

第3章 炎症を止める白豆杉（はくとうすぎ）の研究

第4章 私はこうしてリウマチを克服した――症例25人

第5章 リウマチを改善するQ＆A

目次

プロローグ

リウマチと炎症の深い関係

リウマチは、誰もが耳にしたことのある言葉ではないでしょうか。

おばあちゃんがリウマチだった。おじいちゃんも、よく「リウマチで膝が痛い」と言っていた。リウマチとは、神経痛や関節痛のような意味合いで、関節が慢性的に痛む症状を俗に呼ぶ言葉のようです。よく知られている割に、本当はリウマチとは何なのかは理解されていないようです。

まず「リウマチ」という病気は存在しません。本書でいうリウマチとは、限定するならば、医学的な名称は「関節リウマチ」です。英語で Rheumatoid Arthritis。頭文字をとってＲＡと略されることもあります。直訳すればリウマチ関節となります。

ただし「リウマチ性疾患」という病気の分類があり、ここには関節リウマチだけでなく、変形性関節炎や痛風など関節が痛む病気全般が含まれます。

関節リウマチは同時に「自己免疫疾患」でもあります。根底に免疫の異常があります。そして体の結合組織で起こる「膠原病」の仲間でもあります。

今〝限定すれば「関節リウマチ」〟とご説明したのには、少しわけがあります。本書では、医学的、科学的には関節リウマチを中心に話を進めますが、その病状や治療、あるいは3章以降でご紹介する白豆杉が有効な病気は、関節リウマチだけではありません。その周辺のリウマチ性疾患、自己免疫疾患、膠原病などにも当てはまるからです。

これらの病気に共通し、問題の核心となるのは炎症です。なぜその患部に炎症が起こり、それが収束しないのか。そこには炎症メディエーターとされる免疫細胞が分泌する化学物質サイトカインが大量に存在し、自分自身の組織に間違った攻撃を繰り返し、炎症を激化させています。不要な炎症をひきおこす理由は何なのでしょう。

そこで本書では、関節リウマチではなく、あえて正式名称ではないリウマチという病名で話を進めます。そうした方が多くの方の参考になり、役立つ内容になると考えられるからです。

積極的な治療への方向転換

リウマチは、近年大きく治療法が変わりました。治療の中身というより、病気に対する考え方や治療方針が変わりました。

以前は病状と進行具合を見ながら、痛みなどの症状を抑えることが主眼でした。リウマチの薬は副作用のリスクが高いので、患者さんに治療の負担が少ない方法で進められていたようです。

病状が進行し、これまでの薬では症状が抑えられなくなったら、ワンランク強い薬、さらに進行したらもうワンランク強い薬という具合に、弱い薬から強い薬へ少しずつ積み上げていくやり方でした。これをステップアップ方式と言います。

薬の副作用は、時に間質性肺炎のような命に関わるケースがあります。結核や敗血症など重篤な病気を併発することもあります。そのため、あまり強い薬は使わない方がいい、なるべくリスクの少ない方法で、というのが治療の考え方であり、治療方針だったわけです。

また以前は、リウマチの進行はゆっくりであり、関節破壊という最終的な段階に至るまでには7～8年かかると考えられていたので、治療はゆっくり、負担のかからない方法で、という方針だったのです。

しかし実際には、リウマチは発症して2年前後で急激に悪化し、関節破壊に至るケースが多いことがわかってきました。悪化したから少し強い薬、また悪化したからもう少し強い薬、という消極的な治療法では、病気の進行を食い止めることは出来ません。

また生物学的製剤という強力な薬の登場も、方針転換に拍車をかけました。リウマチは、早めに、強力に症状を抑え込むことで進行が抑えられ、寛解に持ち込むことができる、という考え方に変わってきたのです。

現在の治療方針は、リウマチ発症の早い段階で強力な抗リウマチ薬で症状を抑え、寛解に至れば少しずつ薬を減らしていく、弱い薬に変えていくという方法です。これをステップダウン方式と言います。

ステップアップ方式からステップダウン方式へ。リウマチ治療は今、積極的に病気と闘い、先手必勝で寛解をめざす時代になったわけです。

現代医療がうまくいかない人にとっての白豆杉

積極的な治療によって、これまでよりたくさんの患者さんが寛解に至り、ふつうの生活を取り戻せるようになったといいます。大変に喜ばしい、明るい話です。

ただ、それでも効果が出ない、薬が効かない患者さんもいます。8割と言われる生物学的製剤の有効性ですが、2割の人にはそれも効かないようです。また一度は薬が効いて寛解に至った患者さんが、再発することもあります。

期待がふくらむ現在のリウマチの話を、薬が効かない人や副作用で薬をあきらめざるを得ない人、寛解から再発した人は、どんな思いで聞いているのでしょうか。

そうした人たちの助けになっているのが、本書でご紹介している白豆杉です。現代医療ではどうすることもできない多くの患者さんたちが、白豆杉によって驚くような回復を見せています。

前触れもなく激痛が襲う全身性のリウマチ

まず白豆杉でリウマチを改善した方をご紹介しましょう。千葉県に住む歯科医師・高橋陽一先生（仮名・50歳）です。高橋先生は、激しいリウマチの症状に苦しめられたひとりです。何の前触れもなく突然、症状が出たといいます。２００３年の夏のことでした。

「最初は極度の体調不良に陥り、何がなんだかわからない状態で近くの病院へ行ったのです。検査を受けたところ関節リウマチと診断されました。兆候もなかったので、まさに寝耳に水の状態でした」（高橋先生）

高橋先生の親族にリウマチを患った人はおらず、遺伝的な要素はありません。それまで元気に歯科医として働いていたのです。これにより、高橋先生の日常生活は一変しました。

「治療を受けているにもかかわらず、ものすごいスピードで症状は悪化しました。今日できたことが明日できなくなる。ひとりでトイレに行くことも、歩くことも寝返りを打つこともできなくなったのです。リウマチというと、手のこわばりや関節の痛みが大変といわれますが、私の場合は全身性のリウマチでした」

頭のてっぺんからつま先まで、容赦なく襲い続ける痛み。全身の筋肉が悲鳴をあげている状態が四六時中続いたそうです。仕事も休まざるをえません。将来への不安が膨らみ、目の前が真っ暗になったといいます。

「どう考えても、まともな社会生活は望めないだろうと思いました。仕事もあきらめて、最悪は寝たきりの状態になると考えていました」

それでも、高橋先生は最善の治療を求めることをあきらめませんでした。全身の痛みと闘い、将来に不安を抱えながらも、治療法を必死に探しました。

その結果、当時の北里大学客員教授であった中島修博士が行っている治療にたどり着いたそうです。

「人づてに中島先生がリウマチの効果的な治療を行っていると聞いて、2003年12月に初めて受診しました。」（高橋先生）

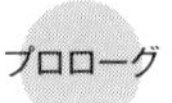

リウマチ因子（RF）値2500！腫れあがった関節と高濃度ステロイド点滴治療

当時の高橋先生の症状は軽いものではありませんでした。検査を受けると、リウマチの炎症度合いを示すCRP（C反応性たんぱく）は19・25。CRPの正常値は0・3以下のため、どれだけ厳しい状態であったかがわかります。リウマチ因子も陽性で2500（基準値は19以下）。関節も腫れあがった状態でした。

重症の高橋先生は翌月に入院し、パルス療法という治療を受けています。

パルス療法とは、高濃度のステロイド剤を静脈から4日間にわたって点滴注入し、CRPの値を一気に下げて安定させる治療法です。通常のステロイド剤治療が効かないときの選択肢のひとつとして考えられています。

パルス療法では、ソル・メドロールという薬を1日1000mg注入すると同時に、一般的には、リウマチ症状に特有のインターロイキン等の炎症物質を抑制するために、サイトカイン阻害薬を使います。

サイトカインはタンパク質でできており、情報伝達物質などともいいます。細胞や組織が情報をやりとりする命令書のようなものです。自己免疫疾患では、この命令書が自らの細胞や組織を攻撃するようになっているため、サイトカインを阻害することで症状がやわらぎます。

しかし、効果があらわれるのに時間がかかるため、単独では使用されません。さらに、結核や肺炎などの感染症にかかりやすくなるといった重篤な副作用もあるのです。そこで高橋先生は、副作用のない白豆杉を併用する治療を受けることにしました。

白豆杉のみで炎症性サイトカイン値が激減

高橋先生の臨床データによると、白豆杉（1日18粒）の投与が始まったときには、リウマチを悪化させるIL-6の数値は28・2でした。ところが、12週間後には、165・0まで上昇しています。

中島博士によると、「白豆杉の投与開始時の数値は、それまで4日間投与した高濃

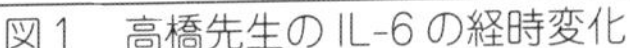

図１　高橋先生のIL-6の経時変化

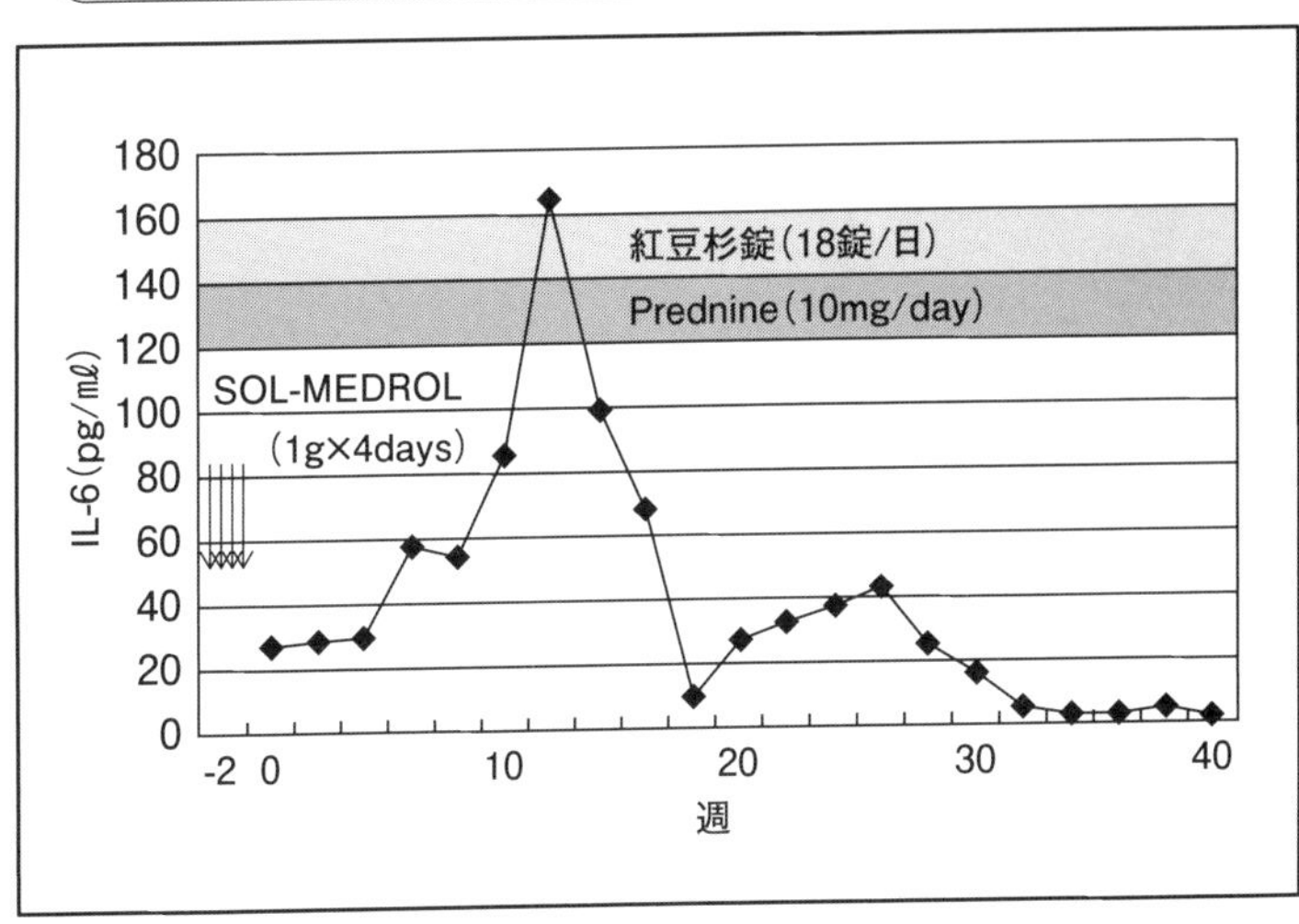

度ステロイド注射で抑制されていたため、と推測されます」とのこと。

つまり高濃度ステロイド注射の効果が薄れ、本来の高橋先生の数値が165・0まで戻ったと考えられるのです。つまり、この段階ではまだ、白豆杉の効力が数字に現れていないということになります。

その後白豆杉のみの投与開始後34週目には4・3にまで低下。これは最初に4日間、高濃度ステロイド注射がおこなわれた時より、はるかに低い数字です。そして、その後も低下し続け、ついに正常値に至っていました。

当時を振り返り、高橋先生は次のようにいいます。

「数値が改善したのは、治療がはじまって2ヶ月経ってからでしたが、私自身は2週目に入ったころには、からだが軽くなったと感じていました。全身にあった激痛も、日に日に軽くなっているのを実感していたのです」

入院期間は最終的に10ヶ月に及びましたが、職場への復帰は退院から2週間後というスピード復帰でした。手先を用いた歯科医の繊細な仕事にも支障はなく、今も元気に取り組まれています。

現代医学プラス白豆杉の劇的な効果

「私の場合、リウマチの進行も速かったですが、幸いにして治るのも劇的でした。西洋薬に白豆杉を併用した治療法が功を奏したのだと思います。現在の私があるのは、白豆杉のおかげです」

全身を襲ったリウマチの痛みから解放された今も、高橋先生には当時の記憶が脳裏に焼きついているそうです。そのため「白豆杉を飲み続けています。健康維持のためです」とのことです。

リウマチは、誰にでも、ある日突然襲ってくる可能性のある恐ろしい病気です。現代医学では症状を封じ込められれば良いのですが、必ずしもそうできるとはかぎりません。多くの人をいまだに苦しめています。

こうした状況を踏まえながら、高橋先生が元気を取りもどした理由を考えてみると、白豆杉の存在はもちろん大きいと思いますが、それ以上にポイントとなるのは、最善の治療を求めて、高橋先生があきらめなかったことにある気がしてなりません。

アメリカからの喜びの手紙

続いて、アメリカで暮らしているヤスコ・スチュワートさんからいただいたお手紙をご覧ください。

ヤスコ・スチュワートさんからのお手紙

私は白豆杉を2009年8月3日より使用しています。約3ヶ月後から、からだの変化、つまり症状が軽くなったのがわかりました。今、体調は絶好調です。

白豆杉を使用する前は毎日が痛みとの闘いでしたが、一番ひどかった両手首腫れや痛みも現在ではなくなりました。左手の親指、人差し指、中指は少々腫れていますが、以前と比べると雲泥の差で、ひどいときにはトイレットペーパーもちぎれなかった右手の指も、もうまったく腫れがなくなっています。

これまでアザラシの油や深海ザメの油など、いろいろなサプリメントを試していましたが、効果を感じることはありませんでした。それだけに、白豆杉を飲み始めてから今に至るまでの毎日には、私自身が誰よりも驚いています。

私は白豆杉を1日18粒飲んでいますが、まず朝のひどいこわばりがなくなりました。

以前は指が曲がったまま真っ直ぐにできないので、コーヒーカップはもちろん、歯ブラシや櫛を持つこともできず、顔さえもまともに洗えなかったのです。からだも砂袋を背負ったように重く、毎日の生活、というよりも人生に嫌気がさしていました。

そんな状態が白豆杉を飲むようになってからは、朝もさわやかに起きられるようになり、以前のような胃の痛みもなくなりました。なんといっても、指のしびれがなくなり、指先に力が入るようになったのが喜びです。

今では関節リウマチのことが、ほとんど気にならない生活を送っています。

こうして、健康なときと変わらない生活を取り戻すことができたのは、白豆杉のおかげです。白豆杉を見つけることができて本当に良かったと思います。ありがとうございました。

２００８年10月に関節リウマチの診断

アメリカで暮らしているヤスコさんは、２００７年の2月に突然、左手全体に痛みを感じたそうです。これが関節リウマチのはじまりでした。

関節リウマチは遺伝病だと思っている方も少なくないようですが、遺伝だけが原因というわけではありません。遺伝的要因があっても発病しないケースもあれば、正常な遺伝子を受け継いでいても、ウイルス感染などが引き金となって、関節リウマチになることもあるからです。

ヤスコさんの場合も、ご両親にリウマチはなかったそうです。検査を受けた当初は、痛みの原因を特定できなかったようですが、最初に痛みを感じてから8ヶ月後の10月、ヤスコさんは関節リウマチの診断を受けました。

それ以降、病状は悪化の一途をたどり、２００８年11月には両手首や指、左手の肩、足の裏、首と次々に痛みが襲ってきたといいます。当時は足の腫れも激しかったため、歩くことさえ自由になりませんでした。

２００９年5月になると、プレドニンを毎日5ミリグラム、リウマトレックスを週3回（1回につき2・5㎎）、痛み止めを1日に3回使用するようになり、副作用のため胃痛にも悩まされるようになりました。

薬の影響もあったのでしょう。6月になると、脱力感とともに右膝にも違和感を覚えるようになり、次第に関節が腫れあがって、ついには膝を曲げて座ることもできなくなったそうです。

「この頃は、人生に絶望していました。歯をみがく、コーヒーを飲む、髪をとかすといった、ごくごく当たり前のことができなくなっていたからです。なんとか元気になりたい。前のように普通に暮らしたい。そんな思いだけが自分を支えていました。いろいろなサプリメントを試しながら白豆杉に出会えたのは、本当に運が良かったのだと思います」（ヤスコさん）

「正常になった血液検査のデータを見て涙が出てきました」

ヤスコさんが白豆杉のことを知ったのは、痛みやこわばりが激しくなっていた2009年7月のことでした。すぐに実家のある北海道に取り寄せて、1日18粒飲み始めたといいます。

ヤスコさんは白豆杉と併用して、プレドニンを1日おきに、リウマトレックスを2日おきに、さらには痛み止めも服用していました。効果を感じるようになったのは、冒頭の手紙にもあったとおり、白豆杉の飲用から3ヶ月ほど経ってからのことです。

「白豆杉を飲みはじめて2週間ほどして、急に激しい痛みが両手に出てビックリしたのですが、それをきっかけに指のしびれがやわらいできました。当時は、まだ痛みやこわばりが残っていたため気がつきませんでしたが、今振り返ってみると、あれも白豆杉のおかげだと思います。どう考えても不思議なんです。指先に力が入るようになって、同時に痛みもきえてしまったのですから」（ヤスコさん）

天候によっては腫れを感じることもあるそうですが、足の裏やつま先、両手首も現在では、関節リウマチの症状が出る以前の状態に戻っているとのこと。気分もすぐれ、体調も良好を維持しているそうです。

「先日、血液検査を受けましたが、Ｈｂ（ヘモグロビン）とＨｔ（ヘマトクリット）が正常になったデータ（貧血が治った）を見て涙が出てきました。２ヶ月後にまた血液検査を受けますが、白豆杉は一生続けるつもりです。本当にありがとうございました」（ヤスコさん）

西洋薬の作用を高め副作用を封じ込める

リウマチは、それまでの生活を突然奪う強敵です。通常の医学治療では、なかなかうまくいかない人も少なくありません。

そんな病に対し、医療現場でも白豆杉が活用されるようになっています。白豆杉は西洋薬の作用を高めながら、副作用も封じ込める。そんな作用を持っているといえます。

「白豆杉のリウマチに対する有効性は、副作用もなく科学的に証明されています。この病気で悩まされている方は、参考にされると良いでしょう」（岐阜大学特任准教授・岡野哲郎博士）

現在、白豆杉の研究は進み、すでにサイトカインのIL-6に対しても、減少させる効果があることが臨床試験であきらかになっています。

これまで様々な治療を試したにもかかわらず、期待するような効果が得られていなかったとしても、ヤスコさんや高橋先生のように、劇的な変化を迎えるケースもあります。

リウマチに立ち向かうために、白豆杉がいかに有効であるか。本編で詳しくご紹介しましょう。

第1章

リウマチとはどんな病気か

一番つらいのは「治らないこと」

リウマチの痛み、苦しみは、本人でなければわからないといいます。

代表的な症状である「痛み」だけでも、色々な痛みがあります。じっとしていても湧き出してくるような痛み、眠っていても感じる痛み、体を動かしたり、圧迫したり、寒い時にじわりと感じる痛み、何かが触れるだけでも感じる痛みなど、患者さんは、この病を持っていない人には想像できない苦痛を抱えながら生活しておられます。

身体的な苦痛だけではありません。患者さんに何が一番つらいかたずねたアンケートを見ると、一番多いのが「治らないこと」という回答です。

非常にシンプルかつ重い回答です。これこそ、リウマチという病気になった人でなければわからない苦しみだと言えるのではないでしょうか。

他には「人を頼らないと生活できない」「周囲の無理解」「副作用があって効果的な薬が使えない」「仕事や学業が続けられない」「経済的な負担が重い」「老後の心配」など。

健康面だけでなく生活面でも経済面でも、そして精神的な面でも、患者さんがつらい思いをしていることがわかります。

楽になる人が増える一方で

医学が発達し、多くの病が克服できるようになりました。がんでさえ早期発見で治るケースが増えています。それなのにリウマチは、なぜこのような状況なのでしょう。医学の発達は、確かに多くのリウマチの患者さんを以前よりは楽にしています。とはいえ、同じ薬が効く人も効かない人もいます。副作用のために薬が使えない人もいます。なぜ私は他の人のようによくならないのか、そう感じている人も少なくありません。

日本では患者数80万人とも100万人とも言われ、珍しくない病気ですが、未だ根治療法は確立されていません。それが患者さんの苦悩そのものであるわけです。

どうしたらもっと多くの患者さんが、現在の苦痛から解放されて、自立した自由な生活が送れるようになるのでしょうか。

女性の患者数は男性の4倍

リウマチというとお年寄りの病気、いわゆる神経痛のようにとらえられがちですが、そうではありません。最も発症しやすいのは40代です。ついで50代、30代。まさに働き盛りの年代を襲う病気です。

患者さんの8割が女性で、男女比は1対4。女性は男性の4倍の発症率です。

この年代の女性は、出産、子育てに忙しい時期です。現代の女性の多くが仕事を抱えていることを考えると、リウマチが生活に及ぼす負担と影響は非常に重いものになります。また数は多くありませんが、10代でも、それ以下でも発症する人はいます。16歳以下で発症すると若年性突発性関節炎といい、日本に1万人くらい患者さんがいるといわれる難病です。

患者さんがつらいこととして一番に掲げる「治らないこと」でもわかるように、完治する病気ではないこと。まだ根治療法は確立されていないこと。それが患者さんにとって耐えがたい苦痛になっています。

効果の高い薬が次々登場したが……

近年、生物学的製剤など効果の高い薬が次々に登場しています。治療にかかる時間的、身体的負担も軽くなり、1～2週間に一度でいい自己注射剤や、1か月に一度でいい点滴などが登場しました。

こうした薬物療法を、病状に合わせて使うことで、リウマチの悪化はかなり防げるようになっています。

ほとんどの病気がそうであるように、リウマチも大切なのは早期発見、早期治療です。早い時期から積極的に症状を抑え込むことで、多くの人が寛解（症状のおさまった状態）を迎えられるようになってきました。

ただし効果の高い薬は同時に副作用も強いため、治療を途中で続けられないケースもあります。全ての人が、すみやかに寛解を迎えることができるわけではありません。様々な方法を試みながら、一進一退を繰り返している患者さんも多く存在します。通常の医学治療だけではうまくいかないために、補助療法として漢方薬やサプリメントを併用する人も増えているようです。こうした分野での研究開発も年々進歩しています。

リウマチとその仲間の病気はたくさんある

体のふしぶしが痛む。なかなか治らない。朝、体がこわばってうまく動かない。そう言いながら、特に手当をせずにいる方もおられるでしょう。

腰痛や膝痛など関節の悩みを抱える人は多く、高齢化に伴って増加する一方です。関節の痛みにはさまざまな原因があり、それによって経過も治療法も異なります。「年のせいだから」「もともと関節がよわいから」などと一人で決めつけず、まず原因を突き止めることが大切です。

図2　リウマチの分類図

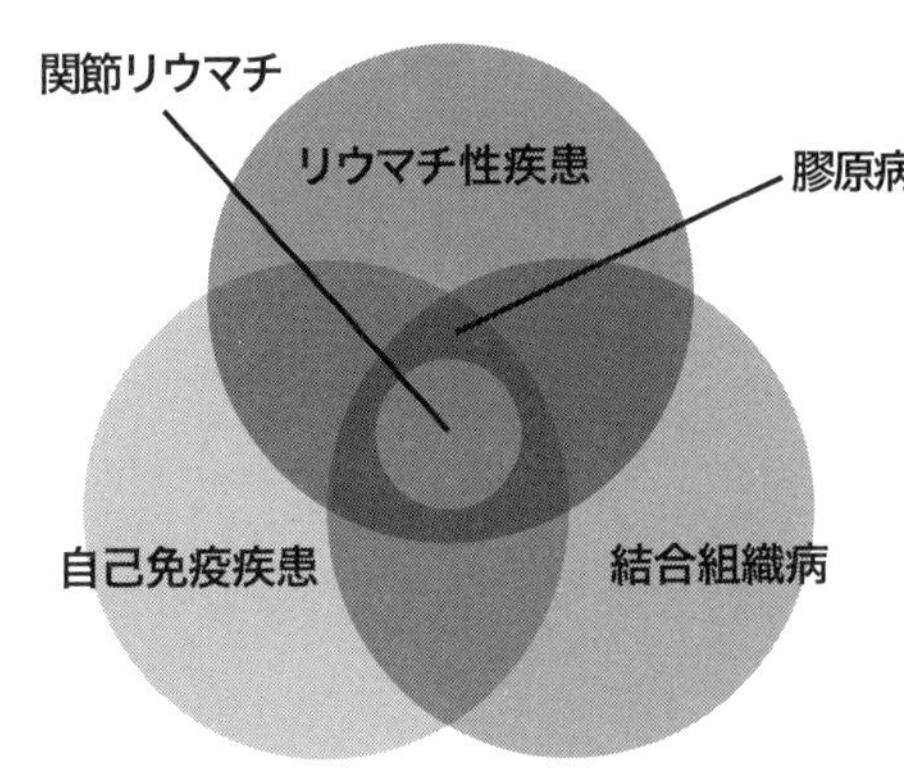

リウマチは様々な側面を持つ病気であり、図○のような分類図でその特徴を知ることができます。

一番大きなカテゴリーは**リウマチ性疾患**です。これは、骨、関節、筋肉、靭帯、腱などの運動器官に苦痛を感じる症状・病気の総称です。こうした部位に痛みを感じる場合は、だいたいリウマチ性疾患に含めることができます。

昔から「リウマチで膝が痛む」「冬はリウマチがつらい」といった言い方がありますが、前述のとおり医学的には「リウマチ」という病気はありません。200種類を超える病気が含まれ、通風やぎっくり腰、四十肩、五十肩など、運動器官に痛みがあれば、とりあえずリウマチ性疾患に含めることができます。

次に**自己免疫疾患**という分類があります。これは免疫の働きに異常が起きて、免疫システムが自分自身の成分を攻撃してしまう病気のことです。本書のテーマの中心となる病気です。

3つ目に、**結合組織病**というカテゴリーがあります。

医学に関する本では、このカテゴリーが含まれているものと含まれていないものがあります。このカテゴリーを膠原病とする本もありますが、ここでは厳密な分け方としてご紹介しておきます。

結合組織病は、体の組織の中でも細胞と細胞の間の結合組織に炎症が起きる病気のことです。次に説明する膠原病の仲間であり、膠原病類縁疾患とも呼ばれます。結合組織病に属するのは、シェーグレン症候群、ベーチェット病などです。

そしてリウマチ性疾患、自己免疫疾患、結合組織病という3つの性質を併せ持つのが**膠原病**です。

膠原病にはリウマチ(関節リウマチ)、全身性エリテマトーデス、強皮症、多発性筋炎・皮膚炎、結節性多発動脈炎などが含まれます(以前は膠原病とされていたリウマチ熱は原因が判明して除外されました）。

膠原病や結合組織病、自己免疫疾患は慢性病で、根治療法が確立していません。さらに病気によっては、全身のさまざまな組織に障害が発生する多臓器疾患です。

本人はもとより周囲の人々にも負担が大きいこともあり、ほとんどが難病に指定されています。

ただし、こうした分類は変化します。新しい学説や原因の特定によって分類が変わったり、新たな病気が出てきたりします。

最近では関節など運動器の病気を総称して「ロコモティブ・シンドローム」という名称も登場しています。

プロローグでご紹介したように、本書でご紹介する白豆杉は、関節リウマチに限らず膠原病やリウマチ性疾患にも有効です。いずれも過剰な炎症が起きる病気であり、白豆杉は炎症全体を抑え込む働きをするからです。難しい病気である様々な膠原病で悩んでいる方も、ぜひ白豆杉を試していただきたいものです。

指関節から症状がはじまる

リウマチの話に戻しましょう。この病気は、関節が炎症を起こし、痛み、腫れ、こわばり等が起きる病気です。

関節というのは両手、両ひじ、両足、ひざ、両肩、股関節など2つの骨が接続している箇所のことで、大腿骨や頭がい骨など、大きい骨そのものは痛みません。

中でも最も症状が起きやすいのは、両手の指や指の付け根、手首などで、ほとんどの患者さんがここから発症し、継続して症状を抱えています。特に発症頻度の高いのが指の第2、第3関節です。

これらの関節は体の中でも最も使う箇所で、ものをつかんだり、支えたり、道具を使ったりと様々な動作の際に欠かせないものです。そのため一番使う関節が一番痛む、何かするたびに痛む、一日中繰り返し痛むということになります。

足の関節は、手の関節についで症状が起きやすい箇所です。手同様に指の関節に症状が出やすく、歩く際に痛みが走ります。リウマチ以外では足の指関節に症状が出る

図3　リウマチが発症する関節箇所

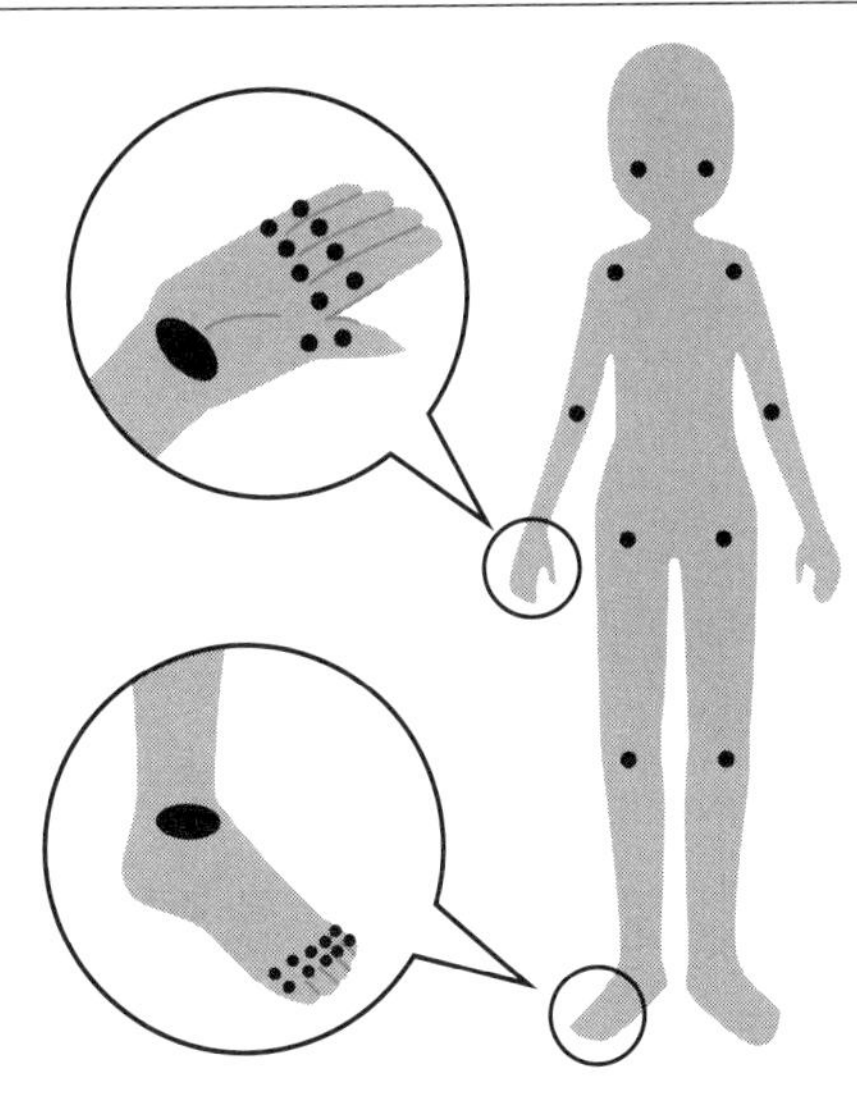

病気はあまりないため、特徴といえる症状だと言えます。

ついで症状が起きやすいのがひざ、肩、ひじです。ここも日常動作において繰り返し使う関節です。

特にひざは、人が立ち上がる、歩く、しゃがむ、座るといった一連の動きにおいて、大きな負荷がかかります。動かすだけでなく重さを支えなければならないため、痛みも強くなります。リウマチが進行すると、一歩踏み出しただけで激痛が走るということもあるようです。

肩やひじも、様々な動作において使

わずにはすまない箇所であり、負担が大きくなります。

つまりリウマチは、動かさなければならない関節から順に痛みやつらい症状が起こる病気だということができます。もしふだんあまり使わない関節に症状が起きるのであれば、患者さんの苦痛は今よりずっと少なくてすむでしょう。

しかしこの「頻繁に使う箇所」であることが、「過剰な反応」＝「発症」を招いているのではないかという説もあります。

これらの症状は、どれか一か所ではなく複数個所に起こり、左右対称に起こることが特徴です。ただし必ずそうだというわけではなく、右だけ、左だけという人もいます。

関節を包む滑膜で激しい炎症が起きる

リウマチは関節が痛む病気ですが、骨が傷ついているわけではありません。関節部分を観察すると、骨と骨がつながる関節を包む滑膜という薄い膜に炎症がおきていることがわかります。

図4　リウマチの関節の状態

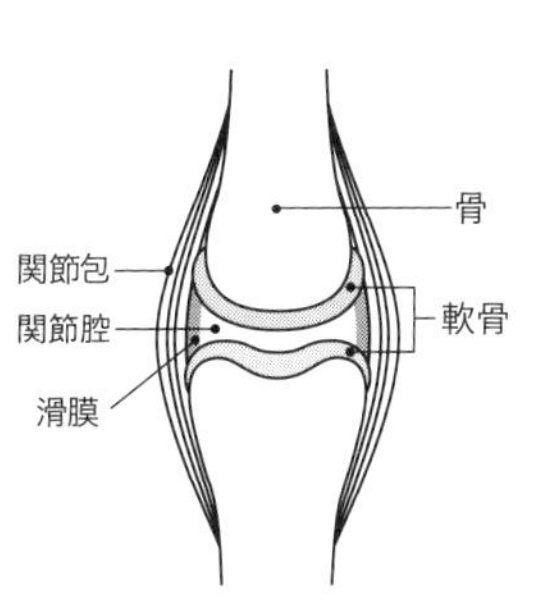

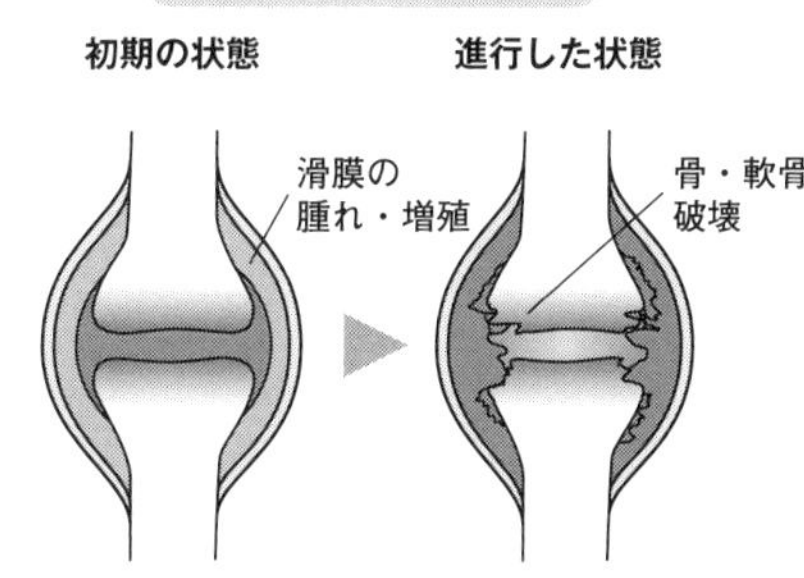

関節の図をみてみましょう。骨と骨とが接続しているのが関節です。直接くっついているのではなく、軟骨という弾力のある面同士が向き合っています。軟骨と軟骨の間には関節腔という隙間があり、関節液で満たされています。

滑膜は、この関節部分を包む関節包のさらに内側の、厚さ1ミリに満たない薄い膜です。関節液はこの滑膜から分泌されており、関節がなめらかに動くための潤滑油の役目を果たしています。

関節が自由に曲げ伸ばしできるのは、軟骨や関節腔、関節液がクッションになって、硬い骨と骨が直接ぶつからないような構造になっているからです。

このように関節を動かすためになくてはならない滑膜ですが、ある時、何かのきっかけで体の免疫システムが異常をきたし、滑膜を異物や有害なものとみなして攻撃を始めます。すると滑膜には炎症が起こり、腫れたり、痛みを持ったりし始めます。これがリウマチの始まりです。

滑膜と軟骨で同時に炎症が起きている

本来免疫システムは、ウィルスや細菌、あるいはがん細胞など有害な異物を攻撃して排除するように出来ていますが、何かをきっかけに免疫細胞が、自己の成分を攻撃し始めます。リウマチにおいては、滑膜周辺に免疫細胞であるリンパ球が入り込み、攻撃は次第に激しくなっていきます。

滑膜は炎症を起こし、充血して腫れあがります。滑膜の細胞も増殖し、表面が毛羽立った絨毛状になります。関節液も増えて関節腔いっぱいになり、関節全体が腫れてきます。本来滑膜は関節をスムーズに動かすためにあるのですが、腫れと痛みで次第に機能を果たすことが出来なくなります。

また最近の研究では、患者さんの血液を調べると、滑膜だけではなく、その下の軟骨のタンパク質でも強い自己免疫反応が起きていることがわかってきました。滑膜でも炎症は起きるのですが、実はその下の軟骨でもすでに炎症や破壊が起きていて、攻撃する免疫細胞も深く軟骨に入り込んでいるのです。

リウマチは、かつて7年～8年かけてゆっくり進行すると考えられていましたが、現在は1年～2年で急激に進行し、関節破壊も予想より早く始まることがわかってきました。滑膜と同時に軟骨でも炎症が起こっているのであれば、進行の早さも説明がつきます。

ここまでは関節のつなぎ目の症状です。リウマチの段階でいえば初期です。この段階で進行をくいとめることが今日の治療の重要なポイントであり、関節を正常な状態に維持する、死守する、可逆的な臨界点だと言えます。

骨破壊で関節の機能が失われる

滑膜と、軟骨、およびその周辺で起こっていた炎症は、次第に硬い骨にも広がっていきます。骨は侵食され、欠けたり溶けたりしたような状態になります。軟骨がなくなるので骨と骨が直接ぶつかり、動かすことが困難になります。関節周辺の筋肉も動きが悪くなり、無理に動かすと脱臼することもあります。

リウマチの関節は、最終的には骨と骨が1つにつながった状態になり、関節自体が失われてしまいます。この状態を「強直」といい、もはや曲げ伸ばしはできません。あるいは骨と骨が、完全にはなれた状態で固定してしまうこともあります。関節部分は変形し、外見的には腕や足、指の変形をきたします。

終わりなき痛みと闘い続けたあげく体が動かなくなり、変形してしまうのですから、患者さんの肉体的、精神的苦痛は想像を超えるものがあります。

どの関節がどれくらい悪化してしまったかによりますが、関節破壊までに至った患者さんが自立した生活をおくるのは、大変難しいと言えるでしょう。仕事や家事、旅行や行事など、日常的な活動もおそらくは誰かの助けが必要になります。車いす生活、あるいは寝たきりになる患者さんも少なくありません。

発症後2～3年で関節破壊に至る

このような悲惨な関節破壊は、治療しなければ発症後2～3年で起こってきます。そのためかつては、多くの患者さんが重い障害を抱える結果となっていました。

こうした経緯をふまえ、今日はリウマチの早期発見・早期治療がうたわれるようになったわけです。また治療方法の飛躍的な進歩もあり、骨破壊や変形などに至る患者さんは激減しました。

しかしリウマチの進行には個人差があり、本書プロローグでご紹介した方のように、何となく体調が悪いという状況から、一気に全く体が動かせない状態まで悪化するケースもあります。

効果的な薬も効く人と効かない人がいます。効果があるとわかっていても、副作用から使えない人もいます。

以前にくらべれば確かに治療成果は上がっていますが、リウマチという病気はあなどれない、一筋縄ではいかない病気だといえるでしょう。

予兆「こわばり」を見逃さない

リウマチは早期発見・早期治療が重要だと述べました。そのために気を付けていただきたいのは、予兆と言われる症状です。代表的なのは手の「こわばり」です。経験のない人にはわかりにくいようですが、「こわばり」とは、手の指などが硬くて動かしにくい感じ。手を開いたり握ったりといった簡単な動作が、さっと出来ない感じです。例えばタンスなど重い家具を抱えて動かしていると、手の指が固まったようになります。あれが〝こわばる〟感じです。

手だけでなく、ひじや肩、足でも起こり、体全体がこわばって動かしにくい、という人もいます。

通常は動かしていればじきに解消され、こわばりは消えてしまいますが、リウマチの場合数十分、あるいは何時間も続いて、明らかに異常な体感があるようです。

同様に「関節が腫れる」という症状も多いようです。特に指先から第2と第3の関節が紡錘形に腫れ、熱を持っている感じになります。それから手首、ひじ、足の指、足首、ひざと大きな関節に腫れが広がっていくケースが多いようです。

「こわばり」と「腫れ」は、全ての患者さんに起きるわけではありません。中には突然痛みが起きたり、急激に悪化する人もいます。しかし予兆がわかっているのと知らないのでは全く違います。

リウマチは遺伝病ではありませんが、親族にリウマチの人が多い、あるいはシェーグレン症候群や全身性エリテマトーデス、強皮症など自己免疫疾患の人がいるようであれば、体質的にこうした病気になりやすいと言えます。

そうした人はリウマチという病気を理解して、ふだんと違う「こわばり」や「手指の腫れ」があったら速やかに医療機関を受診するといいでしょう。

必ずしも「左右対称」とは限らない

リウマチの特徴として、よく「左右対称」の関節が痛む、と言われていました。右手の手首が痛いときは左手の手首も痛いのだろう、と多くの人は思うでしょう。

しかし実際に患者さんの体験を聞くと、必ずしも左右対称ではないようです。痛みは、はじめ片方に表れ、最初は1箇所か2~3箇所です。次には同じ箇所ではなく、色々な関節が代わる代わる痛くなったりします。明確な法則性はなく、あちこちの関節が痛むといった感じです。

ただ長い間には、左右の同じ関節に痛みや腫れが起こることが多くなります。関節の痛みまた症状そのものも、はじめは痛みだけで腫れはないこともあります。関節の痛みはよくなったり、悪くなったりをくり返しながら慢性化していくわけです。

また痛みは継続するわけではなく、痛まない日もあるので、つい放置して受診が遅れることにつながります。こうした症状を放置すると、治療をしても完全な回復が難しくなります。

典型的な症状にこだわる必要はありません。出来るだけ早いうち（できれば半年以内）に治療をはじめることが必要です。

繰り返すと、リウマチは早期発見・早期治療が何より重要です。治療が早ければ早いほど進行は止めやすく、普通の生活を維持できる可能性が高くなります。

滑膜にたどりつく自己反応性のT細胞

リウマチの関節で起きていることを、もう少し細かく見ていきましょう。

滑膜を攻撃する免疫細胞。その中心となるのはリンパ球のT細胞です。T細胞は免疫反応のリーダー的存在で、他の免疫細胞から情報を集め、様々な指令を出します。

その指令を受けて働く免疫細胞には次のようなメンバーがいます。

まず異物を手当たり次第に食べて殺してしまい、その破片をT細胞に示して敵の存在を知らせるマクロファージ。免疫細胞の中では最大の大きさで、何でも食べてしまうことから貪食細胞とも言われます。

同様に異物を捕獲してT細胞に提示するのが樹状細胞です。ほかの細胞とは外見が全く違い、触手のような突起を生やしたウニのようなかたち（樹状）をしています。異物の存在を知らせる（抗原提示）だけでなく、免疫反応を調整する働きを持つことから、医学的に大きな注目を集めています。

そして異物や敵を攻撃するだけでなく、それらの姿かたちなどの特徴を記憶し、それぞれにぴったりの武器を作って備えるB細胞という免疫細胞も存在します。

この「それぞれにぴったりの武器」を抗体と言います。敵が「抗原」、武器が「抗体」、この2つが出会った時の反応が「抗原抗体反応」です。

T細胞をリーダーとするこれらの免疫細胞軍団は、異物や敵を見分けて攻撃するのが仕事です。異物や敵でないもの、たとえば自分の体の細胞に対しては反応しない、のが原則です。ところがその原則を根本から無視して、自己の細胞＝滑膜を攻撃し破壊してしまうのがリウマチという病気です。

この間違った攻撃を最初に起こしてしまうのは、残念ながらリーダーであるT細胞（自のようです。異物や敵と、自己の細胞との見分けが出来なくなったダメなT細胞（自己反応性）が存在し、それが滑膜にたどりつくことがリウマチという悲劇の始まりだと考えられています。

炎症メディエーターには特徴がある

滑膜にたどりついたダメなT細胞は、滑膜を敵とみなして攻撃命令を出します。するとマクロファージや樹状細胞、B細胞らが滑膜に攻撃を開始します。免疫細胞たちが攻撃に使うのは、自らが分泌する様々な生理活性物質です。様々な化学物質がありますが、炎症に関わる物質なので総称して炎症メディエーターと呼びます。

炎症メディエーターの中心となるのがサイトカインと呼ばれるたんぱく質で、これも様々な種類があります。

例えばＴＮＦα。主にマクロファージが分泌するサイトカインで、日本語では腫瘍壊死因子と言います。名前の通り、がん細胞を出血壊死させる働きを持っており、がんに対しては大変有益な物質です。しかしリウマチにおいては、がんではない、有害でもない滑膜を傷つけ破壊する困った存在です。

ＴＮＦαが起こす炎症にはある特徴があります。それはこの物質が、組織を痛めつけるだけでなく、脂肪や筋肉をゆっくりと燃焼させることです。燃焼といっても火をつけたり高熱を発するわけではありません。エネルギーを消費するという意味です。リウマチの患者さんは次第に痩せていくことが多いのですが、その原因はＴＮＦαが過剰であるためです。

こうした特徴を持つＴＮＦαを抑制するために開発されたのが、生物学的製剤のエタネルセプトやインフリキシマブ、アダリムマブ、ゴリムマブ、セルトリズマブペゴル、オゾラリズマブです。

リウマチ発症と悪化のカギをにぎるIL-6

IL-6（インターロイキン6）は、リウマチの発症や進行に最も深く関わるサイトカインです。マクロファージやT細胞、B細胞、滑膜等からも分泌され、これらの細胞を相互に活性化します。その影響力は多岐にわたります。

例えば、破骨細胞にはたらきかけて骨を破壊し、タンパク質分解酵素の分泌を促進して骨を溶かし、B細胞に逆にはたらきかけて抗体（滑膜を攻撃する弾）の産生を促したり、細胞を障害するT細胞を誕生させたり、滑膜周辺に新たな血管ひいて、さらに免疫細胞を引き寄せるなどを行います。滑膜を離れて全身を回ると、全身の倦怠感や発熱をひきおこします。

このように述べると、IL-6が体内で悪行三昧を繰り広げているかのようですが、そうとも言い切れません。もしリウマチでなく何らかの感染症に対応しているのであれば、すべて正解といえる働きです。しかし問題はリウマチの関節なので、結果として最悪の働きになっているということなのです。

IL-1（インターロイキン1）は、IL-6と似た働きをするサイトカインです。マクロファージやT細胞、B細胞など様々な細胞から分泌され、これらの細胞同士を相互に活性化し増殖を促します。全身においては発熱を促し、骨を破壊する破骨細胞を活性化します。

治療法研究最大のターゲットIL-6

サイトカインは、免疫細胞同士が情報交換を行ったり指令を送ったりする伝達物質ですが、IL-6はその範囲をはるかに超えて、様々な細胞や組織に大きな影響を与えています。

特に炎症とのかかわりが強く、直接的、間接的に滑膜の炎症をエスカレートさせていきます。IL-6の働きをいかに抑えるかが、病気の進行を食い止めるカギだといってもいいでしょう。そのため今日、IL-6をターゲットとした治療法の開発、特に薬品の開発が盛んに行われています。

次の章でも述べますが、IL-6をターゲットとした生物学的製剤には、トシリズマブやサリルマブがあります。ただし感染症などの副作用の問題は避けられないので、多くの人が二の足を踏んだり、うまくいかなかったりという結果になっています。

本書3章では、白豆杉という天然の植物からつくられたサプリメントを紹介しています。白豆杉には特殊な抗酸化物質（植物性リグナン）が含まれており、この物質が

IL－6の働きを抑制することがわかっています。しかも副作用が全くないため、徐々に使う人が増えています。医薬品ではありませんが、多くの人の支持を集めています。

滑膜の炎症に関わる様々な物質

リウマチという病気の炎症を推し進める主要な物質（炎症メディエーター）は、前述のＴＮＦα、インターロイキン６等です。他にも様々な物質がリウマチの関節をとりまいています。

リウマチの患者さんの血液には、免疫細胞の一種である顆粒球の増加がみられます。顆粒球とは好酸球、好中球、好塩基球の３種類で、マクロファージ等に呼び寄せられ滑膜に集まります。特徴は直接的な攻撃をしかけることです。

免疫細胞の中では最もたくさん存在する好中球は、Ｂ細胞などが産生した抗体と結びついた滑膜の細胞を呑み込んで処理します。好酸球は、数は少ないですが、滑膜の細胞を破壊するタンパク質を分泌します。好塩基球はアレルギー反応に深く関わっており、花粉症でもおなじみのヒスタミンやロイコトリエン等の化学物質を放出して炎症をひきおこします。また炎症を長引かせ慢性化させます。

ほかに痛みや炎症に関わる物質プロスタグランジンも、滑膜で産生されています。滑膜で炎症が起きていることを脳に知らせるのもこの物質ですが、過剰な産生は患者さんの痛みを増幅させてしまう結果になってしまいます。

免疫システムの中には、マクロファージやB細胞などが産生した抗体を補助する補体というたんぱく質もあります。最近になって免疫応答における働きが明確になってきた物質です。

このようにリウマチには、様々な免疫細胞やサイトカイン、化学物質が絡み合い、互いに影響を受けながら炎症反応をエスカレートさせていきます。もし全く治療をせず放置したら、患者さんの体は炎症の嵐にさらされ続け関節破壊はどんどん進んで行ってしまいます。

今日ではそうしたケースはほとんどないことでしょう。以前は治療法もなく、そうした患者さんがたくさんおられたそうです。あるリウマチの専門医は、かつては関節破壊で動けなくなり、10年以上も寝たきりの入院患者が病棟にあふれていた、と言っています。この病気のおそろしさを想像し、気の毒でなりません。

なぜ炎症は止まらないのか

リウマチの炎症は、間違った免疫反応がもたらしたものです。もし免疫反応の対象が、リウマチではなくウイルスによる感染症であったらどうでしょう。ウイルスを攻撃、殺傷し、その過程で炎症が起こります。炎症はウイルスを退治し、病気を治すために必要な現象です。

そして正常な免疫反応には、必ず終わりがあります。敵がいなくなれば攻撃は止まり、戦いで死んだ免疫細胞を処理したり、傷ついた患部の修復作業や体力の回復が行われます。炎症は終焉します。というのも免疫細胞には制御系T細胞というタイプの細胞が存在し、過剰な免疫反応をおさえ、終わらせる働きをしているからです。

このタイプは、攻撃開始を指示するT細胞とは違い、「攻撃、止め」の指示を出します。

あるいは過剰な攻撃を抑制し、これ以上炎症が起きないよう、攻撃の手を緩めるよう指令を出します。免疫反応の開始と終わりはシステム全体に組み込まれているのです。

リウマチにおける免疫反応には、この「攻撃、止め」の指示を出す制御系T細胞が存在しません。終わりの指令がないので攻撃が止まらず、炎症が延々と続きます。やがて関節は破壊され、攻撃対象の関節が硬直するまで炎症は終わりません。

制御系が攻撃系に変身!?

それではリウマチの患者さんの制御系T細胞は、どうしたのでしょう。なぜ存在しないのでしょうか。最近の研究で、リウマチにおける制御系T細胞が、炎症のある環境では攻撃指令を出すT細胞に転換することがわかってきました。マウスを使った実験でわかったことですが、制御系T細胞は、細胞表面に免疫抑制を行う因子をもっており、それが滑膜繊維芽細胞から産生されるサイトカインIL-6のために破壊され、機能を失ってしまうのです。

「攻撃、止め」を出すはずの細胞が、「攻撃、開始」の指示を出す細胞に変わってしまう。こうして激しい攻撃を終わらせる存在を失った免疫システムは、無限の暴走へ突き進んでしまうのです。

制御系T細胞が、免疫抑制を行う因子を失って攻撃を促進するT細胞に変わってしまう現象は、リウマチだけでなく、多発性硬化症や全身性エリテマトーデス等の自己免疫疾患でも起こっていると考えられています。

自己免疫疾患とは何か

ここで自己免疫疾患とは何か、少し説明してみましょう。

まず免疫とは、読んで字のごとし「疫を免れる」、病気にならないことです。われわれの体には、病原体や毒物など有害なものを排除するしくみが備わっており、病気にならないように出来ています。有害なものを攻撃、排除する一方で、自分の体は攻撃しないしくみになっています。その基本は「自己」か「非自己」か。自己の成分に対しては攻撃しません。当たり前ですが、免疫は自分にやさしいシステムです。

ところが自己免疫疾患は、本来攻撃してはいけない自己の成分に対して免疫システムが攻撃をしかける病気です。代表的なものに本書のテーマであるリウマチ、全身性エリテマトーデス、シェーグレン症候群、多発性筋炎、潰瘍性大腸炎などがあります。これらは体の膠原線維組織が炎症を起こすことから「膠原病」とも呼ばれています。またすい臓のB細胞が免疫で破壊されることが原因とされるI型糖尿病も、自己免疫疾患に分類されています。

なぜ免疫が自己の成分を攻撃してしまうのかについては、まだ完全には解明されていません。わかっていることは、免疫細胞の中には、潜在的に異物を見分ける能力に欠けるT細胞があり、自己の成分を異物と間違えて攻撃開始の指令を出してしまうこと。前述したように過剰な免疫反応にブレーキをかける制御性T細胞が、制御の因子を失って攻撃側に回ってしまうことなどがあります。

多くの自己免疫疾患は女性に多いことから、女性ホルモンに原因があるという説や、遺伝的要因、環境要因なども影響するという説もあります。どれか1つが原因というよりも、複数の原因が絡み合って発症し、悪化、進行してしまうようです。

なぜリウマチは女性に多いのか

前述のように、リウマチ、あるいは膠原病や自己免疫疾患全般に当てはまる謎として、この病気が女性に多いことが挙げられます。

例えばリウマチ（関節リウマチ）患者の男女比は1：4で、女性は男性の4倍に上ります。男性を1とした場合の女性の比率は次の通りで、圧倒的に女性が多いのがわかります。なぜ女性の方が多いのかは、まだはっきり解明されていませんが、女性ホルモンが関係しているのではないかと考えられています。例えばエストロゲンという女性ホルモンは、マクロファージ等の免疫細胞を活性化することがわかっています。またプロラクチン（乳腺刺激ホルモン）も免疫細胞を活発にする働きがあり、リウマチの女性が出産後に授乳していると症状が悪化することがあります。

女性は生まれつき男性より免疫力が強く、感染症などに強い体質を持っていると考

図5　自己免疫疾患における男女比

疾患	男：女
全身性エリテマトーデス	1：9
関節リウマチ	1：4
全身性硬化症	1：8
多発筋炎・皮膚筋炎	1：2
シェーグレン症候群	1：13.7
原発性胆汁性肝硬変	1：9
バセドウ病	1：4
橋本病	1：20

えられています。その強い免疫が行き過ぎて、自身の関節などの組織に向かうとリウマチなどの膠原病や自己免疫疾患になりやすいのではないかというわけです。

妊娠と免疫の不思議な関係

もうひとつ男性と違うのは、女性は妊娠・出産をするということです。

妊娠・出産は身体にとって危険な状態ととらえることができます。胎児は、母親の体からすれば他人の遺伝子を半分持った異物です。妊娠中はその異物を9か月もの間、体内にとどめ置き、育てていかなければなりません。異物を排除しようとする免疫がフル活動したら、胎児は排除され流産する可能性もあります。そのため妊娠という現象には、免疫上の工夫がなされています。

まず母体と胎児をへだてる胎盤があります。胎盤は母体から栄養と酸素を送る重要なルートですが、そこから免疫細胞などが侵入すると胎児を攻撃して排除してしまう可能性があります。そこで胎盤は、母親から栄養や酸素は通しながら、免疫細胞などが侵入しないようなバリア機能を持ち、胎児を守っているのではないかと考えられています。

また胎盤以外でも全身が妊娠を維持するための備えをするので、母親の免疫力は、妊娠中は一時的に低下し、胎児は出産まで守られるのです。この現象が幸いし、リウマチの女性は、妊娠中の免疫低下期間、関節の症状が軽くなることが知られています。まことに見事なシステムですが、いいことばかりではありません。もともと高い免疫力、妊娠をめぐって変化する複雑な免疫システム、そして出産後、女性の免疫力は再び高くなります。

この時、急激な免疫力の向上によって、自己免疫反応が起きやすくなります。過剰な免疫が自己の成分に向かいやすくなります。こうして女性は、リウマチなどの自己免疫疾患を発症しやすくなるのではないか、という説があります。

副作用なくリウマチの炎症を止めるには

リウマチは、免疫システムの不具合による間違った攻撃が関節、特に滑膜に加えられることで起きる病気です。免疫細胞の指令によって滑膜には多種多様な攻撃が加えられ、激しい炎症が起こり、痛みや腫れ、熱が発生し患者さんを苦しめます。

近年、免疫システムの不具合のメカニズムや、炎症にかかわる免疫細胞やサイトカインの特定と働きが徐々に明らかになり、治療法は大きく向上しました。有効な薬も次々に登場しています。ただ、治療法はどうしても「過剰な免疫を抑え込む」という方法になるため、本来病気を防がなければならない免疫システムも同時に弱めてしまいます。免疫力を落とさないようにターゲットを特定のサイトカインにしても、そのサイトカインがリウマチ患部以外での正常な働きをしていると、そちらまで弱めて他の病気を防げなくなる可能性が出てくるのです。

リウマチの薬の副作用は、ほとんどが「他の病気にかかりやすくなる」という点です。自己免疫疾患の治療の難しさはここにあります。どうしたら免疫力を下げずに、リウマチの免疫の暴走を治せるか、免疫の専門家たちが、研究を続けています。

例えば遺伝子レベルで治せないかゲノム解析で探ってみる。他の自己免疫疾患にはないリウマチだけの特殊な現象はないか。新たな分子標的薬は作れないか。海外では正常な免疫細胞を作るため、骨髄移植や幹細胞移植なども行われています（再発が起こり成功とはいえない）。こうした試行錯誤の中には、補完代替医療も含まれています。

補完代替療法が現代医療をサポートする

リウマチは一筋縄ではいかない病気です。すぐれた治療薬が登場しても、それが全ての患者さんに有効ではありません。そこでリウマチ治療には、昔からマッサージや鍼灸など東洋医学による理学療法が取り入れられてきました。

また漢方薬も根強い人気があります。漢方薬は、通常の医薬品（いわゆる西洋医学の医薬品）が苦手とするような、原因のわからない不快症状や、矛盾した症状（寒気とほてりなど）に威力を発揮します。また西洋医学の切れ味のよい薬（抗リウマチ薬）につきものの強い副作用を和らげたり、心と体に同時に作用する薬があるのも特徴です。こうした方法に共通しているのは、体に優しく穏やかな作用です。

漢方薬が全てそうではなく、中には強い効き目のものもありますが、われわれが漢方薬に求めるのはそうした作用であり、穏やかなものが選ばれているようです。

白豆杉も、一部は漢方薬の一種です。しかし昔ながらの効能とは異なり、がんや糖尿病、肝臓疾患など、現代医学では治療が難しい病気に多彩な効果を発揮することがつきとめられています。また前述のような妊娠中の女性も、副作用なく服用できることから、現代医療にできない力を発揮することが高く評価されています。

リウマチ治療で思うような結果が得られない方に、ぜひ白豆杉の存在を知っていただき、有効に利用していただきたいものです。

第2章 リウマチ治療の現在と問題点

リウマチであることを忘れる完全寛解をめざして

リウマチ治療は進歩しています。かつては10年～15年と長患いをし、体が変形したり、車いす生活や寝たきりになってしまう患者さんが珍しくありませんでしたが、今日では、自立した普通の生活が出来ている人がたくさんおられます。

この病気の患者さんが目標とするのは寛解、つまりリウマチの症状がない状態です。痛みがなく、体が自由に動かせて、自立した生活ができている状態です。

医学的には、関節の炎症と腫れやこわばりなどの自他覚症状のなくなる臨床的寛解、関節破壊がほぼ止まる構造的寛解、体が自由に動かせる機能的寛解の3つがあって、すべて達成すると「完全寛解」です。そうなれば、リウマチであることをほとんど意識せずに生活できるようになります。

ご存じのようにリウマチという病気は、未だ根治療法が確立していません。長く続く療養生活は、患者さんにとってどれほど厳しいか、想像するに余りあります。けれども日進月歩で進む治療法によって、多くの患者さんが寛解に至るようになりました。

また通常治療で寛解に至らない患者さんも、本書で紹介している白豆杉のような天然物質や補完代替療法の導入によって、痛みのない普通の生活ができるようになっています。

いずれにしても早期発見・早期治療が重要です。リウマチであるなら、1日も早く診断がついて治療にこぎつけることです。そうすればリウマチによる炎症はおさまり、完全寛解に到達できる日は遠くないことでしょう。

リウマチの検査

リウマチ、特に関節リウマチは、診断の難しい病気です。症状のよく似た病気がたくさんあり、判別がつきにくいためです。

そこで医療機関では、様々な検査を行って、病気のふるい分けをし、どのような病気なのかを確かめます。

ここでは主要な検査をピックアップして、それらが何を調べているのかをご紹介します。患者さんがふだん疑問に感じていること、例えばどうしてこんな検査をするのだろう、といった謎が明らかになれば幸いです。

診断基準6点以上が関節リウマチ

以前リウマチは、何年もかけてゆっくり進行し、6年、7年を経て関節破壊に至ると考えられていました。しかし実際は、2年前後で急激に悪化し関節破壊が始まる人が少なくないことがわかってきました。

そのことが世界的に広く認識されたために、リウマチの診断基準も変わりました。今日使用されているのは、米国・欧州リウマチ学会合同の関節リウマチ分類基準（2010年）です。

表のポイントを合計して6点以上であればリウマチと診断され、抗リウマチ薬での治療が始まります。

図6　米国・欧州リウマチ学会合同の関節リウマチ分類基準

罹患関節	スコア
大関節1ヵ所	0
大関節2～10ヵ所	1
小関節1～3ヵ所	2
小関節4～10ヵ所	3
11ヵ所以上（1ヵ所以上の小関節）	5
血清学的検査	
リウマノイド因子陰性かつ抗CCP抗体陰性	0
いずれかが低値陽性	2
いずれかが高値陽性	3
急性期反応物質	
CRP正常かつ赤沈正常	0
CRP、赤沈のいずれかが異常	1
急性期反応物質	
6週未満	0
6週以上	1

注・大関節…肩、肘、股、膝、足関節、小関節…手指、足指など
※1関節以上で臨床的に滑膜炎がみられ、その原因が他の疾患で説明がつかないことが条件。

「こわばり」「左右対称」がなくてもリウマチと診断可能

以前の診断基準と大きく異なるのは、「こわばり」という項目がなくなっていること。症状が「左右対称」であることや、レントゲンによる「関節の異常」なども除外されています。なぜなのでしょうか。

この病気の特徴とも言われる「こわばり」「左右対称」がどうでもよいというのではないのです。そうした典型的な症状がなくても、あるいはそうした症状が現れる前にリウマチを発見しようというのが診断の意図です。とにかく早期発見・早期治療を目標にした診断基準というわけです。

気を付けなければいけないのは、リウマチ以外に何らかの病気があって、その病気にこのスコアと同じ状態があると、合せて6点以上になってしまうこと。必ず他に病気がないかどうか確認し、充分検討することが重要です。

血液検査でわかること

前述のリウマチ診断のために、様々な検査が行われます。中心となるのは血液検査です。血液の中には免疫に関わる細胞や、その細胞が分泌する生理活性物質（サイトカイン）が含まれていて、それによってリウマチと診断できるか否か、そうであればどのような病状なのかを把握することが出来ます。

治療開始後も定期的に検査をして、これまでの治療がどんな影響をもたらしたか、これからどのような治療を行えばいいのか推し量ることができます。

血液検査では次のような項目が調べられます。

【炎症は起きているか】

赤沈（血沈）…赤血球沈降速度。炎症の度合いがわかります。基準値（男性1～10㎜／h、女性2～15㎜／h）より10㎜以上高ければ炎症が起こっていることを意味します。ただし妊娠や感染症などでも上がるため、他の要素も検討します。

CRP………体内で炎症が起きていると肝臓で作られるC反応性タンパクの状態。基準値は0・2㎎／dℓ以下です。

MMP―3…軟骨を溶かすタンパク質分解酵素。滑膜の増殖の程度が分かります。基準値は女性：60 ng／㎖以下、男性120 ng／ml以下。関節リウマチの場合は基準値を超え、滑膜周辺が腫れていることを意味します。

【貧血ではないか】

リウマチであれば白血球は増加傾向になり、赤血球は貧血だと減少します。血小板は増加傾向、ヘモグロビンは貧血だと減少します。ただし薬の影響で逆の数値になる場合もあります。

【自己抗体の有無と程度】

抗体とは本来異物や外敵を攻撃するために出来る物質です。リウマチでは攻撃対象が自己の一部であるため「自己抗体」と言います。リウマノイド因子も抗CCP抗体も自己抗体の一種です。

リウマノイド因子…リウマチであっても必ず陽性とは限らず、リウマチであっても陰性の場合があるが、診断の目安になる。

抗CCP抗体………リウマチに特異的な抗体。正常であれば（－）。リウマチの進行度や骨破壊を予測するために有用。

リウマノイド因子は一般にも知られている名称です。この値が高いとリウマチなのだろう、と思いますが、そう簡単ではないわけです。

抗CCP抗体は、関節リウマチの検査において大変有用な診断基準です。この抗体は、関節リウマチ発症前から出現することがあり、また関節リウマチ以外の病気で出現することが少ないため、早期発見につながる重要な検査項目です。「関節の腫れ＋抗CCP抗体陽性」の場合、高確率で関節リウマチととらえられます。繰り返しますがリウマチは早期発見・早期治療が重要です。治療が早ければ早いほど寛解が早く実現し、普通の生活を続けることができます。

画像診断でリウマチの進行度を診る

リウマチの患部は関節です。関節がどのように変化しているかを調べるのが治療の第一歩になります。診断にはまずX線（レントゲン）で患部を撮影し、進行度を診断します。またリウマチには色々な病気が絡んでいるので、それが関節リウマチか否か、ほかの病気ではないか、今後の病状などを診断します。

また病状によっては、超音波検査（エコー）やＭＲＩ（磁気共鳴断層撮影）や、ＣＴなどを組み合わせて行い、より細やかな診断を行います。

問診では何を聞かれるのか

医師が患者さんに直接さまざまな質問をします。

患者さんは事前に「問診票」を書いているので、それにそって細かい質問が投げかけられます。問診票は、患者さんの病状を知る基礎的な情報源であり、診断と治療の重要な手がかりです。

よく受診の際は「事前に聞きたいことをメモしておきましょう」と言いますが、リウマチの場合は、これまでに体験した症状を書き留めて持参すると役に立ちます。かかったことのある病気やその経過、女性の場合は、妊娠や出産も重要な要因になります。

また家族に、リウマチだけでなく膠原病、自己免疫疾患の人がいればそれも伝えておきましょう。リウマチは遺伝病ではありませんが、発症には遺伝的な体質や素因がかかわる場合があるからです。

それから、ここが肝心ですが、患者さんが感じている痛みやつらさ、それがどんな時に起きるのか、生活にどう影響しているのか、それによって生じる悩みや心配事なども正直に伝えましょう。

「痛み」をはかる検査はありません。血液検査でわかる炎症反応は、必ずしも患者さんの痛みとイコールではないのです。患者さんが訴えなければ「痛みは大したことがない」と診断される可能性があります。

病状を推し量るためには、検査や病歴などの客観的な情報と同じかそれ以上に、患者さんの主観的な訴えが重要です。それによって診断はもちろん、どんな治療を行うかが決まります。

できるだけ専門医にかかる

関節の痛みやこわばりなどを感じた時、それが関節リウマチの症状なのか否かを診断するのは、実はそれほど簡単ではありません。変形性関節症や種々の膠原病など、似たような症状を持つ病気はたくさんあるためです。

本書でご紹介する白豆杉利用者の中にも、リウマチかどうかはっきりした診断がつかないまま、あまり効かない痛み止めをずっと使っていたという方が何人もおられます。これらの方たちは幸いにして白豆杉と出会い、その後は驚くほど順調に回復しておられます。

痛みやこわばりなどに気づいた段階で、出来るだけリウマチの専門医を受診し、きちんと診断をつけてもらいましょう。正確な診断がなされなければ治療が遅れ、病状が悪化するだけでなく、寛解への道も遠くなってしまいます。

残念なことに、日本において、リウマチ患者の診療を行っている医師の約8割は非専門医、つまり専門医の資格を持っていないことがわかっています。医師の資格を持っていれば診療に問題はありませんが、やはりより詳しい専門的な知識や技術を持っていた方が、はるかに頼りになります。

より専門的な治療の必要性

リウマチという病気の診療に当たる医師の資格に「リウマチ専門医」があります。この資格は、日本リウマチ学会が認定しています。この資格制度と並行して、2022年度からは日本専門医機構が認定する「膠原病・リウマチ内科領域専門医」という資格制度が始まりました。「リウマチ専門医」はどの出身診療科（内科、整形外科、小児科など）の医師でも資格がとれます。一方「膠原病・リウマチ内科領域専門医」は内科の医師のみが対象です。

「リウマチ専門医」も「膠原病・リウマチ内科領域専門医」も、資格取得の条件として、リウマチの診療経験、講習会や学会への参加と発表、論文発表などが求められます。さらに一定の条件を満たした上で筆記試験を受け、合格した医師が「リウマチ専門医」、「膠原病・リウマチ内科領域専門医」に認定されています。

もしこれから医療機関を受診するのであれば、最初から「リウマチ専門医」か、前述の「膠原病・リウマチ内科領域専門医」を、受診することをお勧めします

専門医を探すには、「日本リウマチ学会」「リウマチ情報センター」「日本リウマチ友の会」などのホームページで調べるとよいでしょう。

新しい薬や治療法に長けた医師の治療を受ける

現在リウマチの分野では次々と新薬が登場しています。患者さんの選択肢が増え、

これまで以上に多くの患者さんの寛解への道が広がっています。しかし選択するのは患者さんではなく医師なので、そこで新薬に関する知識や情報が重要になってきます。また薬の種類が増えれば、副作用の表れ方も多様になります。そんな時にどう対応するかにも、医師の力量が問われます。

もちろん後述するように、リウマチ治療にはガイドラインがあります。ガイドラインに従って治療を進めるとしても、患者さんは一人ひとり違っていて、症状の表れ方もガイドライン通りにいかないケースもあるでしょう。そうした時にどう判断するか、どう治療を進めるかは非常に難しいところです。

そうしたことを考えれば、患者さんは、豊富な知識と情報に通じ、この分野で研鑽を積んだ専門医を受診した方がよりよい経過が望めるのではないでしょうか。

また寛解に至って症状が治まっても、経過確認のための検査通院は欠かせません。専門医と継続的なコミュニケーションをとれれば、安心して療養が出来、病気の経過にもよい影響があることは間違いありません。

リウマチ治療は強い薬からスタートする

リウマチ治療は大きく変わりつつあります。本書プロローグでも述べましたが、あらためてご紹介しておきます。

以前は患者さんの病状に合わせて薬を処方し、それが効かなければ、少しずつ強い薬を積み上げていく、あるいは少しだけ強い薬に変えていく、というのが通常の方法でした。これをステップアップ方式と言います。

その根本には「最初から、患者さんの体に負担のかかる強い薬は使わない方がいい」という考え方があったようです。

治療の目的も痛み止め中心で、非ステロイド系抗炎症薬かステロイド系抗炎症薬が、いわゆるリウマチ薬でした。１９９０年ごろまでは、ほぼこうした治療が行われていました。

その後は様々な抗リウマチ薬が登場し、関節破壊を食い止める治療に変わっていきましたが、方針はやはり「弱い薬から少しずつ」というステップアップ方式でした。

しかし既に述べたように、患者さんの病状は予想以上に早く進行することが多く、発症後2～3年で関節破壊が進んでしまうケースが多かったのです。変形し自由に動かなくなった関節は、薬の力ではもとにもどりません。

そこで今日では、最初の診断でリウマチの診断がついたら、早いうちから抗リウマチ薬などで積極的に症状を抑え込むという方針に変わりました。生物学的製剤の登場で、その傾向はより強くなっています。ステップアップ方式からステップダウン方式への大転換です。

達成できる人が増えている完全寛解

現在のリウマチの治療目標は寛解です。症状がほぼ治まり、ふつうの生活がおくれるようになることが目標になったのです。薬も、まず強力なもので症状をしっかりおさえ、それから徐々に減らしていくことを目指しているようです。

炎症などの主症状を積極的に抑え込む治療方針は、リウマチ以外の自己免疫疾患やアレルギーの治療にも共通しています。こうした病気は、炎症が炎症を呼んで悪化していく傾向が強いので、弱い薬で様子を見ていると病気が悪化し、長引くことがわかってきたためのようです。

さてリウマチ治療には、薬物療法、手術療法、理学療法などがあります。中心となるのは薬物療法です。

また最近では東洋医学等をとりいれた補完代替療法も注目されています。本書でご紹介する白豆杉は、中でも科学的な研究が進み、多くのデータに裏打ちされた補完医学素材です。こうした体にやさしい方法によって、薬物療法ができない人もよい結果を得ています。

治療方法は日本全国ほぼ同じ

リウマチに限りませんが、医師や医療機関が病気の治療にあたる際に、どのようにして方針を決めているかご存知でしょうか。

例えばありふれた風邪、インフルエンザ、心臓疾患、糖尿病、花粉症、がんなど様々な病気があります。これらの治療が医師や医療機関によってバラバラだったら、どうなるでしょう。結果もバラバラで、治る人も治らない人も出てくるのではないでしょうか。

実際はそんなことはありません。むしろ「どこの病院にいっても同じだな」と感じる（悪い意味ではなく）ことが多いのではないでしょうか。

これは病気治療には、それぞれの病気ごとのガイドラインというものがあり、多くの医師や医療機関は、それに従って治療を進めているからです。

ガイドラインを作っているのは、厚労省の専門委員会やそれぞれの学会です。こうした団体が、医学研究の進展を見ながらこれまでの治療成果を見直し、ガイドラインを作っています。

欧米を中心とした医学研究の世界的な動きも、ガイドライン作成の重要なファクターです。アメリカやヨーロッパが変えたのなら、日本も変えないわけにはいかない、という日和見的な傾向もあるかもしれません。

受けている治療は最新のものかどうか

治療ガイドラインは、学術研究の進歩や変化に応じて改訂されています。それが学会や医師会などを通じて日本中の医療機関に伝わり、多くの医師や医療機関は、それに従って治療をしています。

もちろんガイドラインが全てというわけではありません。医師や医療機関にはそれぞれのポリシーがあり、診療方針があります。全ての医療機関が、ガイドラインをそっくりそのまま受け入れているわけではないでしょう。施設の人員や設備との兼ね合いもあります。

しかし医学は日進月歩の科学です。医学研究の進歩によって、これまでの常識が変わることも少なくありません。新たな研究結果にもとづいたガイドラインは、やはり最良で最善の治療であることは間違いないでしょう。

２０２３年12月の時点での最新のリウマチ治療のガイドラインは２０２０年版です。現在改訂作業が行われており、２０２４年以内に新しいガイドラインが発表される模様です。こうして、リウマチ治療の足並みが揃えられています。

患者さんは、最新のリウマチ研究がどうなっているかも意識して、ご自身が受けている治療を客観的にとらえてみてはいかがでしょう。もし受けている治療が〝時代遅れ〟と感じたら、少し立ち止まって検討してみるのもいいかもしれません。

薬物療法

第一段階▼▼▼メトトレキサートで7割の炎症が止まる

今日のリウマチ治療は「関節リウマチ診療ガイドライン2020」にそったものとなっています。その治療方針は、病気の早期発見・早期治療。可能な限り早く、強力な抗リウマチ薬で積極的に炎症を止め、寛解をめざすことです。

治療の中心となるのは薬物療法であり、始まりは抗リウマチ薬です。その代表格は「メトトレキサート」（略してＭＴＸ）です。これが世界的にもリウマチの第一選択薬です。

この薬の働きは、自らの関節を攻撃し炎症を起こしている免疫細胞などの働きを抑え、炎症を収めることです。約7割の患者さんは、この薬によって関節の痛み、腫れなどの症状がおさまります。早ければ2～4週間で、遅くとも2～3か月で効果がはっきりするので、3か月をめどに治療を続けます。最近の報告では、この3か月で患者さんの3割が寛解に至るといいます。

ただしこの3か月間の患者さんの反応はさまざまで、関節の痛みやこわばりなどが続く場合もあるため、痛み止めやステロイド薬を併用することもあります。

抗リウマチ薬は他にミゾリビン、レフルノミド、タクロリムスなどがあります。

感染症、肝機能障害に注意

この薬は、免疫細胞の増加や活性を抑えることで過剰な免疫反応を阻止します。高い有効性がある反面、免疫力全体を抑えてしまうことから、感染症には充分注意が必要です。風邪はもちろん、インフルエンザ、肺炎などは命にかかわることもあるため、特に要注意です。

口内炎、胃腸障害、肝障害もよく起こる副作用です。口内炎が出来ると胃腸障害や肝障害が起こっている可能性があります。必ず医師に相談することが肝要です。

副作用対策としては葉酸製剤があります。これによって副作用を予防したり、軽くすることが出来ます。

患者さんの7割はメトトレキサートを使用すると述べましたが、初めから使用不可な場合があります。それは妊娠中の女性です。胎児に影響を及ぼす可能性があるため禁忌とされています。妊娠を希望している男女ともに一定期間は使用できません。その場合は、ほかの抗リウマチ薬を使います。

皮下注射剤メトジェク（メトトレキサート）の登場で副作用軽く

2022年11月、リウマチの第一選択薬メトトレキサートに、皮下注射剤のメトジェクが登場しました。こちらは直接血液に注入するため、吐き気や胃腸障害といった消化器系の副作用が低減しました。

使用方法も大きく変わりました。メトジェクは週1回、自己注射による使用になります。自宅で出来ることから、通院を含めて移動や待ち時間等の負担が減ります。

以前は吐き気などがつらく飲み続けることが出来なくなる患者さんもいましたが、注射であれば継続できる人が増えました。さらに、飲み薬では難しかった薬の増量が、副作用の少ない注射であれば出来るようになる患者さんが増えています。

同じ薬であっても、飲み薬と注射では副作用の大きさが違い、不可能が可能になるということです。

今後は、より使いやすい注射が登場するとのことで、患者さんの負担はさらに軽くなり、効果も上がると考えられています。

第2段階▼▼▼生物学的製剤でサイトカインを直接標的にする

第一選択薬であるメトトレキサートによる治療を3か月行っても、よい結果が得られない場合、第2段階として生物学的製剤の併用が検討されます。

生物学的製剤とは、化学的に合成されたものではなく、ヒトのタンパク質を使い、バイオテクノロジー技術で作られた薬です。

炎症を引き起こしている（免疫細胞が放出する）サイトカインを標的にして作られていることから、一種の分子標的薬とも言われています。

その効果は、それまでの抗リウマチ薬でも抑制できなかった激しいリウマチの症状を抑え込み、寛解に至らしめる画期的なものと言われています。

投与は点滴か皮下注射です。皮下注射は、医療機関で受けられますが、患者さんが自分で行うことも可能です。安心して受けられるので医療機関が良いという人もいれば、時間を取られたくないので自宅で自己注射を選ぶ人もいます。

投与から2～4週間で効果が現れます。

ヒト由来のタンパク質を使うことから、急性のアレルギーが起こりにくいとも言われていますが、副作用は小さくありません。効果の高い薬は同時に副作用も強く、感染症をはじめ様々な問題もわかってきました。

炎症性サイトカインを抑え込む

２０２３年12月現在、日本で使われている生物学的製剤は８種類です。基本的にはメトトレキサートと併用で使われます。

インフリキシマブ…生物学的製剤として最初に開発、認可された薬。ターゲットは炎症性サイトカインの腫瘍壊死因子ＴＮＦαです。今日の生物学的製剤の中では第一選択薬になっています。

エタネルセプト……ターゲットは腫瘍壊死因子ＴＮＦα。人由来のタンパク質なので穏やかな効き目と長期間の効果が示されています。

アダリムマブ……ターゲットは腫瘍壊死因子ＴＮＦα。

トシリズマブ……ターゲットは炎症性サイトカインIL-6（インターロイキン6）。このサイトカインはリウマチという病気のしくみに深く関わり、免疫反応の誤作動の多くを担っています。前述のエタネルセプトやアダリムマブでは効果がなかった患者さんに投与されることが多くなっています。

ゴリムマブ……ターゲットである腫瘍壊死因子TNFαと結びつき、炎症を抑えます。他のT細胞や滑膜細胞の受容体と結びついているTNFαを引き離すとされています。

セルトリズマブペゴル…ターゲットは腫瘍壊死因子TNFα。他の薬同様、炎症を抑えますが、アレルギーを起こしにくいと言われています。

アバタセプト……生物学的製剤の中で唯一ターゲットをT細胞にしています。T細胞の活性化を防いで炎症を抑えます。

サリルマブ…………トシリズマブ同様、ターゲットは炎症性サイトカインIL-6（インターロイキン6）です。

高価な生物学的製剤

▼ジェネリック医薬品バイオシミラー

メトトレキサートの効き目が今一つだった場合に処方される生物学製剤。その効果も不十分な場合は、別の生物学的製剤に変更することもあります。

8種類ありますが、どの薬がその患者さんに効くのかはわかりません。試してみなければわからないのです。

またある生物学的製剤を使って効果があっても、使い続けるうちに効果が弱くなってしまう場合があります。その場合も、別の生物学的製剤に切り替えて治療を継続します。

生物学的製剤には、効果がほぼ同等の「バイオシミラー」と呼ばれるジェネリック医薬品があります。バイオシミラーには、現在、インフリキシマブBS、エタネルセプトBS、アダリムマブBSの3種類があります。

生物学的製剤は大変高価な薬です。費用は、健康保険の3割負担で月に2～3万円台（薬の量にもよる）とされています。リウマチの患者さんは、他にもメトトレキサートなど複数の薬を使っていることが多いので、それらを合わせるとかなりの出費になります。

バイオシミラーの費用は先発品の6割程度ですが、それでも治療費全体となると、負担は小さくありません。

収入にもよって変わりますが、医療費負担が軽減される高額療養費制度が適応される場合もあります。また健康保険の傷病手当や治療用装具費用補助制度などもあります。患者さんは、現在加入している健康保険組合や住所のある市区町村、あるいは通院している病院の相談窓口に問い合わせてみましょう。

▼JAK阻害薬

ＪＡＫ阻害薬はリウマチ薬の中では最も新しい種類の薬です。ＪＡＫとはヤヌスキナーゼ（Janus kinase）の略で　炎症を起こすサイトカインの情報伝達を担う酵素の一種です。ＪＡＫ阻害薬は、その名の通りＪＡＫの働きを阻害し、炎症を防いで関節の腫れや痛みを抑えます（ジャック阻害薬ともいいます）。

この薬は、メトトレキサートなどの抗リウマチ薬や生物学的製剤による治療で効果が十分でない場合、次の選択肢になります。効果は生物学的製剤とほぼ同じとされています。

現在使用されているのは、トファシチニブ、バリシチニブ、ペフィシチニブ、ウパダシチニブ、フィルゴチニブの5種類。いずれも飲み薬です。

ＪＡＫ阻害薬は、単剤、もしくはメトトレキサートなどの経口抗リウマチ薬との併用で用いられます。生物学的製剤や他の免疫抑制剤とは併用はできません。

帯状疱疹に注意

ＪＡＫ阻害薬は、メトトレキサートや生物学的製剤などと同じく免疫力を下げることで、関節に対する過剰な攻撃を抑える薬です。関節周辺だけでなく全身の免疫力も下がってしまうので、風邪や肺炎、インフルエンザなどの感染症には充分な注意が必要です。

ＪＡＫ阻害薬の副作用としてよく知られているのが帯状疱疹です。原因となるのは体内に潜んでいる水疱瘡のウイルス。ＪＡＫ阻害薬によって免疫力が低下するとこのウイルスが活発化し、体の表面に痛みやかゆみを伴う発疹や水泡が出来る病気です。リウマチ治療に関わりなく発症する人が少なくありませんが、強い痛みが数か月も続く人もいて厄介な症状になります。

ただ治療によって帯状疱疹が収まれば、ほとんどの場合、再びＪＡＫ阻害薬を使えるようになります。

リウマチ薬と併用する痛み止め

生物学的製剤を含む抗リウマチ薬とは別に、昔から使われている2種類の薬があります。非ステロイド系抗炎症薬とステロイド系抗炎症薬です。この2つは、痛みや腫れを抑える力はありますが、寛解に導く力はありません。ただし即効性があるので、抗リウマチ薬と併用して使われています。

非ステロイド系抗炎症薬（NSAID）は、ポピュラーな痛み止めです。熱を下げる作用もあるため鎮痛解熱剤とも言われます。リウマチの痛みや腫れ、発熱の原因であるプロスタグランジンという物質の生成を妨げて、これらの症状を和らげます。

代表的な薬には、アスピリン、インドメタシン、ロキソプロフェン（ロキソニン）、セレコキシブ等があります。

プロスタグランジンは、炎症をおこしている関節周辺に集まる免疫細胞から分泌されます。かといって有害であるというわけではなく、大切な役目も果たしています。炎症には関係のない胃、肝臓、腎臓などの内臓にも存在し、血管の拡張や収縮、粘膜の収縮などを行って内臓機能を維持しています。

非ステロイド系抗炎症薬は、鎮痛解熱効果は高いものの、同時に胃や肝臓、腎臓にも作用するため、プロスタグランジンのはたらきを阻害してしまうのです。よく「鎮痛剤を飲むと胃が荒れる」というのはそういうことです。

そこで最近は、他の臓器に影響の出にくい薬が増えています。

ステロイド系抗炎症薬は副腎皮質ホルモンの一種で、強力に炎症をおさめ、痛みや腫れ、発熱を抑え込みます。即効性もあり、その効果は非ステロイド系抗炎症薬以上です。

反面副作用が強く、急に止めると一気に症状が悪化します。また使用中もムーンフェイス(顔が丸くふくれる)、むくみや高血圧、不眠、胃潰瘍、骨粗鬆症などの症状がみられます。そのためステロイドは「両刃の剣」と言われています。

こうした特徴のため、ステロイド系抗炎症薬は、非ステロイド系抗炎症薬同様、抗リウマチ薬の効果を補助するかたちで使うようになっています。

薬剤にはプレドニン、メドロール、リンデロン、デカドロンなどがあります。

抗リウマチ薬治療〜副作用発現率2割〜5割

生物学的製剤の登場で、リウマチ治療は大幅に変わった、とされています。以前の「痛みをとる」「関節破壊を止め進行を防ぐ」といった控えめな治療から、「寛解に導く」「普通の生活をとりもどす」という積極的な方向へ大転換を果たしました。

確かに方向性としてはそうかもしれません。寛解を目指せる人は増えたのでしょう。それは患者さんがいずれ車いす生活や寝たきりになってしまうのが当たり前だった昔に比べれば、奇跡的な変化といってもいいかもしれません。

しかし手放しで喜んでいいのでしょうか。医療の世界で新しい薬や治療法が登場した時には、往々にして「よい面」ばかりに光が当たるものです。まるで全てのリウマチ患者さんが完治するのではないか、と期待させるような情報が飛び交います。

しかし現実はそう単純ではありません。光が当たる面があれば陰になる面もあります。抗リウマチ薬、生物学的製剤、ＪＡＫ阻害剤にもさまざまな問題点があります。そのあたりを見極めなければ、患者さんの期待はぬか喜びに終わってしまうでしょう。副作用をふくめ、ここで改めて抗リウマチ薬の問題点を整理してみましょう。

免疫力の低下で肺炎や結核などの感染症になりやすい

薬には副作用がつきものだと言います。効果の高い薬ほど副作用も強く出ることが多いようです。抗リウマチ薬も例外ではありません。

特にリウマチは自己免疫疾患なので、過剰な免疫反応を改善するためには免疫を抑制せざるを得ません。この薬はほぼ全てこの「免疫抑制」を基本にしています。従って副作用として共通しているのは感染症です。

特に注意が必要なのは、細菌性の肺炎や結核などの呼吸器感染症です。この薬を使っている患者さんは、手洗いやうがいなどを忘れずに行い、風邪をひかないように気を付けなければなりません。

風邪は様々なウイルス感染がひきがねになります。抗リウマチ薬で免疫が低下していると、通常なら自然に治ってしまう風邪が悪化し肺炎を併発することがあります。それがさらに進むと、細菌などが血液を通して全身に運ばれ敗血症になり、呼吸不全ということもありえるのです。

特に結核は要注意です。日本ではまだまだ結核にかかる人が珍しくありません。空気感染し、きわめて感染力の強い病気です。

新たな感染だけでなく、ＢＣＧ摂取などですでに免疫ができている人も注意が必要です。生物学的製剤によって免疫が抑制されると、弱毒化された結核菌（ワクチン）が活発化する可能性があるからです。

Ｂ型肝炎も同様です。この病気もすでに感染していて、それが免疫の力で封じ込められていることがあります。免疫が抑制されると、Ｂ型肝炎ウイルスが活発化し、発症に至る可能性があるとされています。

免疫抑制を行う抗リウマチ薬は、すでに解決済みの感染症をよみがえらせるリスクを伴います。そのためこうした薬を使用する前には、様々な検査によって感染症の可能性を洗い出し、予防的に治療するなどしてリスクの回避を図ることになります。

ちなみにリウマチの患者さんが発症しやすいとされる間質性肺炎は、様々な原因で起こるとされています。リウマチの周辺症状として、肺の組織が線維化することもそのひとつですが、抗リウマチ薬も原因になります。薬が原因の場合は薬剤性間質性肺炎といいます。

アレルギーその他の副作用に注意

どんな医薬品にもアレルギーの可能性はあります。抗リウマチ薬も同様で、異物である薬が体内に入ることで免疫反応が起こり、これを排除しようとして各所に炎症が起こります。

生物学的製剤はヒト由来タンパク質を使っているものが多いので、アレルギーが起こりにくいと言われていましたが、使用されて日が浅いため、結論は出ていないようです。リウマチの患者さんはもともと免疫異常が起きているので、過剰な反応として薬剤へのアレルギーが起きやすいと言えます。

アレルギーの最も激しい症状であるアナフィラキシーショックも、ごく稀に起きることがあります。特に注射や点滴で薬を投与する場合は、寒気、吐き気、頭痛、息苦しい、体がかゆいなどの反応があれば、気道の確保など速やかな対応が必要です。アナフィラキシーは命に関わる緊急事態です。

リウマチの患者さんは我慢強い人が多く、無理をしたり頑張りすぎる傾向があるといいます。しかし治療に関しては、命に関わることもあるので、絶対に無理をせず、どんなことでも医療スタッフに知らせましょう。

抗リウマチ薬のほかの副作用としては、下痢や腹痛などの消化器症状、口内炎、皮疹、肝障害、腎障害などがあります。また骨粗鬆症も多いようです。

こうした副作用は、患者さん本人にとって大変につらいものです。たとえば口内炎1つにしても、食事のたびに痛みに耐えなければならないのですから、命に関わらなくても軽いものではないのです。

もちろん副作用への対応策はあり、症状を抑える薬が処方されるでしょう。しかしリウマチの患者さんは、すでに多数の薬を飲んでいることが多く、費用もかなりのものになります。加えて副作用対策の薬を飲み、その費用も発生するのですから、負担は増すばかりです。

抗リウマチ薬は高い？ 月平均6万円！

リウマチの薬は総じて高価です。特に生物学的製剤は高く、この薬が登場した2003年以降、患者さんの医療費は急に高くなったと言われています。

例えば生物学的製剤の第一選択薬といわれるインフリキシマブは、体重によって投与量が異なりますが、健康保険による3割負担で一か月約3万円です。この薬はリウマトレックスとの併用ですので、その分支払いも増えます。

エタネルセプトは、一か月約1万8千円（3割負担）。リウマトレックスとの併用が効果的と言われています（単独でも可）。アダリムマブは一か月約4万円（3割負担）。

リウマトレックス併用が効果的。トシリズマブは体重により投与量が変わるので、一か月2〜4万円（3割負担）です。ゴリムマブは一か月約4万円（3割負担）。アバタセプトは一か月約3万円（3割負担）。セルトセツマブペゴールは一か月約4万円（3割負担）です。

いずれも単独の薬のみの費用です。これに抗炎症薬等の併用する薬があればその費用が加算され、検査料、診察料、処方料が加わります。生物学的製剤は事前の検査が重要であり、感染症の予防薬が加わることもあります。

生物学的製剤を使っている患者さんの月平均医療費は約6万円（3割負担で）です。これを何年も払い続けるのは、一般家庭にとって、かなり重い負担だと言えるでしょう。

直接的な医療費以外にもマッサージや鍼灸を利用していたり、杖や装身具などの補助具など、必要なものがたくさんあります。

そして、ここがつらいところですが、多くの患者さんは、リウマチのために仕事が続けられなくなったり、負担の少ない軽い仕事に変わっていて収入が減ってしまっています。さらに、病状が悪化すればするほど医療費は高くなるのです。

あるアンケートでは、生物学的製剤を使用していて中止した人のうち、1割以上が経済的な理由からでした。

日本は国民皆保険制度を持ち、誰もが平等に医療サービスを受けられる国だと信じられてきましたが、現実はそうではなくなっているようです。

生物学的製剤でもうまくいかない

寛解がめざせるようになったとされるリウマチですが、治療法には問題点がたくさんあります。

生物学的製剤に関しては、研究者や製薬メーカーは自信満々の様子ですが、臨床現場は意外に冷静で、こうした新薬に対しても懐疑的な様子がうかがえます。「これまでの研究データがいくら素晴らしくても、臨床で何年も使ってみなければ本当の値打ちはわからない」というのが本音のようです。

実際、生物学的製剤を使用した結果、著効と言える結果が約4割、おおむね有効を入れると約8割の患者さんに効果があったとされます。うがった見方をすれば、6割の人は寛解にはいたりそうもない、2割の人には効果がなかった、ということになります。

そして効果があった人も、それがいつまで続くのか、効果を維持するには、高価な薬を延々と使い続けなければならないのか、という課題が残されています。減薬、あるいは薬剤の中止(バイオフリー)が試みられていますが、結論が出るまでには何年もかかるでしょう。

また抗リウマチ薬による副作用は、肺炎、結核など命に関わるものが少なくありません。それ以前に、年齢制限や既往症、免疫の状態などの理由で新しい薬が使えない患者さんもたくさんいます。

こうした人々は、病状の進行に耐えて、生物学的製剤の次の治療法、もっと体にやさしい、費用負担の少ない方法を待っているのかもしれません。

そして、やはりここでも注目されているのが漢方薬など東洋医学を中心とする補完代替療法です。

リウマチにおける補完代替医療

リウマチでは、既に鍼灸やマッサージなど理学療法が取り入れられ、その有効性が認められています。健康保険も効き、利用している患者さんも多いようです。

漢方薬も人気があり、現代医学の薬剤が効かない人、効いても副作用で続けられない人等がとりいれて、意外な効果を得ているようです。

本書でご紹介する白豆杉も、一部漢方薬になっているものがあります。一位葉（いちいよう）と呼ばれる生薬がそれで、日本や中国に分布する常緑樹イチイの葉や枝を原材料としています。

この植物は、太古の昔から様々な病気治療に使われ、その多彩な効果ゆえに生きる万能薬、仙樹とも呼ばれていました。

その成分に科学のメスが入り、今日リウマチに対する効果があきらかになっています。これまで様々な研究機関が白豆杉について研究を重ね、その免疫調整作用についての成果を発表しています。そのポイントとなるのは、リウマチにおいて最も中心的な活動をしている炎症性サイトカインIL-6に対する抑制効果です。

次の章からは、白豆杉のリウマチに対する研究成果をご紹介していきましょう。

手術療法

リウマチ治療が痛み止め中心だった時代、長い療養生活を経て、関節の変形は避けられないものでした。関節が変形すると、体の自由が効かないなど様々な不都合が起きてきます。手術療法はそうした患者さんにとって重要でした。

今日、抗リウマチ薬の進歩で寛解に至る患者さんは増えましたが、その後再発してしまう人もいます。股関節や膝関節などの大きい関節を手術する人は減っていますが、手の指や手首、足の指や足首など小さい関節の破壊は少しずつ進行する人が多く、手術は決して少なくありません。

今日の手術療法は、薬物療法同様に目覚しく進歩しています。膝・股関節の人工関節の寿命は、以前の10年から20年以上と格段に伸びています。また手術用の器械や技術の向上で、これまで難しかった箇所の手術も可能となっています。入院期間も短縮されてきました。

手術療法は、今日でも患者さんのＱＯＬ（生活の質）の向上にとって有益であることに変わりありません。

5つの手術法と病状コントロール

手術には、人工関節置換術、関節固定術、関節形成術、腱の形成術、滑膜切除術の５つがあります。代表的な手術療法を２つ紹介します。

【人工関節置換術】

最も多い手術です。

今日でもリウマチの進行が早く薬物療法が効かない、あるいは治療自体が遅れるなどして、関節破壊が進んでしまう患者さんもいます。軟骨がほとんどなくなって骨と骨がぶつかるようになると関節の曲げ伸ばしも困難で、痛みも激しくなります。その場合は、動かなくなった関節を人工関節に置き換える手術が勧められます。

前述のように、昔は人工関節の耐用年数が10年といわれ、再手術、再取り換えが必要でした。今日では素材が向上し20年以上持つと言われています。

人工とはいえ新しい関節になれば、炎症や痛みはなくなり、再び自由な動作ができるようになります。人工関節の質的な向上、手術の技術的な向上もあって、患者さんの満足度は高くなっているようです。

骨の手術に恐怖感を抱くのは当然ですが、痛みがなく自由に動けることで「手術して良かった」という人が多いようです。

【滑膜切除術】

リウマチの炎症や痛みの元である滑膜を取り除く手術です。滑膜の箇所にもよりますが、内視鏡手術で行われることが多くなったので患者さんの負担は軽くなり、回復も早くなりました。滑膜がなくなれば痛みや炎症はなくなります。

また滑膜がなくなることで、患部周辺が動きにくくなる、多少の違和感があるという訴えがある場合もあります。

ただし手術の効果は永遠ではなく、滑膜はやがて再生して炎症を起こすようになります。

しかし前述のように抗リウマチ薬は進歩しています。予防的に薬を使って再発を遅らせ、病状をコントロールしていくことになります。

リウマチの手術は、一昔前に比べると飛躍的に進歩しています。手術によって体の自由を取り戻せばＱＯＬも改善します。しかしそれで病気が治ったわけではありません。手術後も治療を継続し、関節の状態を維持することが肝要です。

またリウマチの患者さんの骨はもろくなっていることが多く、ちょっとした転倒で骨折することもあります。骨密度の維持も非常に重要です。

リハビリテーション

薬物療法、手術療法と並んで重要な治療にリハビリテーションがあります。運動療法、理学療法、作業療法など体の柔軟性や筋力を高めるトレーニングを行うことで、身体機能の低下を防ぎ、筋力をつけて関節の負担を軽くします。

リウマチになると、痛みのために体を動かすのがつらくなります。だからといって体を動かさないでいると筋力が低下し、関節も動かしづらくなっていきます。筋肉は使わなければ物理的に減少し、骨量も減っていきます。寝たきりになると筋肉は1日に5％ずつ、背骨のカルシウムは1週間に1％近く減っていくといわれています。

骨や筋肉は、運動することで新陳代謝が働いて再生し、機能も維持・向上するという特徴を持っています。関節に負担をかけない方法で骨や筋肉を動かし、機能の維持に心がけましょう。これは何歳になっても同じです。

ただし痛みを我慢してはいけません。炎症がひどいときには安静にし、炎症が治まったら、理学療法士や作業療法士など専門家の指導の下に、病状や体調に合った運動を行いましょう。

リウマチの方は、性格的に我慢強い人が多いと言われています。痛くても訴えない、我慢して続ける、さらに周囲に迷惑をかけたくない、というタイプの人です。そういう人は、「我慢しない」「無理をしない」ことを意識しましょう。

ある専門医の感想ですが、リウマチを再発する人のパターンとして、スポーツや山登りなどで無理をした後、ということが多いそうです。

寛解した人も再発のリスクはあります。再発したら元も子もありませんので、必ず専門家の指示の下でリハビリを行いましょう。

第3章

炎症を止める白豆杉（はくとうすぎ）の研究

白豆杉とリウマチ研究はこうして始まった

日本で白豆杉の研究が始まったのは、２０００年、富山医科大学においての「活性酸素除去作用の比較実験」からです。その後、白豆杉ががん細胞の自然死（アポトーシス）を導くことや、血糖降下作用、C型肝炎に対する作用などが次々と発見されていきました。

２００２年には白豆杉がスギ花粉症の症状を抑えることがわかり、免疫異常に関する研究が注目を集めます。

同年、白豆杉の研究推進目的で、北里大学・富山医科薬科大学・（財）化学療法研究所附属病院・金沢医科大学・神戸薬科大学・茨城キリスト教大学・静岡がんセンター・東京山王病院・長春中医薬大学などの研究者たちが中心になって「補完医学研究会」を設立します。

そして２００４年、第48回日本リウマチ学会で、北里大学免疫学研究室の岡野哲郎博士が、ラットを使った「ＲＡ（関節リウマチ）と補完医学素材　白豆杉によるリウマチの疼痛緩和作用」を発表。以降、白豆杉とリウマチの研究が本格的にスタートしました。

こうした研究によって、白豆杉は、免疫を調整することで、がん、C型肝炎、糖尿病、アレルギーなど様々な病気の改善に役立つことがわかってきました。特に近年は、リウマチという自己免疫疾患に対する白豆杉の免疫調整作用が徐々に明らかになり、医薬品をしのぐような効果が確認されています。

本章ではそうした研究を中心にご紹介しましょう。

白豆杉によるリウマチラットの疼痛緩和実験

2004年、日本リウマチ学会で発表された動物実験をご紹介します。リウマチを発症する実験動物のラットを使い、白豆杉の摂取が及ぼす影響が調べられました。北里大学免疫学研究室で行われた実験です。

まず10匹のリウマチラットを5匹ずつ2つのグループに分け、一方にのみ白豆杉のエキスを経口投与し、行動観察を行いました。

次ページのグラフはラットの行動の変化を10段階で評価したもので、10に近いほど動きは鈍く、1に近いほど活発に動いていることを意味します。グラフは白豆杉を摂取した5匹のうち、活発に動くようになった4匹の時間の経過による変化です。

白豆杉を摂取したグループ5匹のうち3匹は、摂取48時間後には動きが徐々に活発になり、2週間後にはもう1匹も活発に動き出し、計4匹がスコア5まで活発になりました。

動画をお見せできないのが残念ですが、白豆杉摂取グループと非摂取グループの時間の経過による違いには驚くべきものがあります。実験開始前には両グループともぐったりと横たわっているばかりで、動きといっても少し体が揺れる程度。いかにもリウマチで動けない、痛いのだろうなあ、といった様子です。

ところが白豆杉を摂取したグループのラットは、48時間後にはモソモソと動き始め、1週間、2週間とたつにつれ、ケージの中を歩き回り始めます。4週間後には、あまり動かない1匹を除き、4匹が忙しくケージ内を往復するようになり、仲間をふみつけ

図8　リウマチラットの行動解析

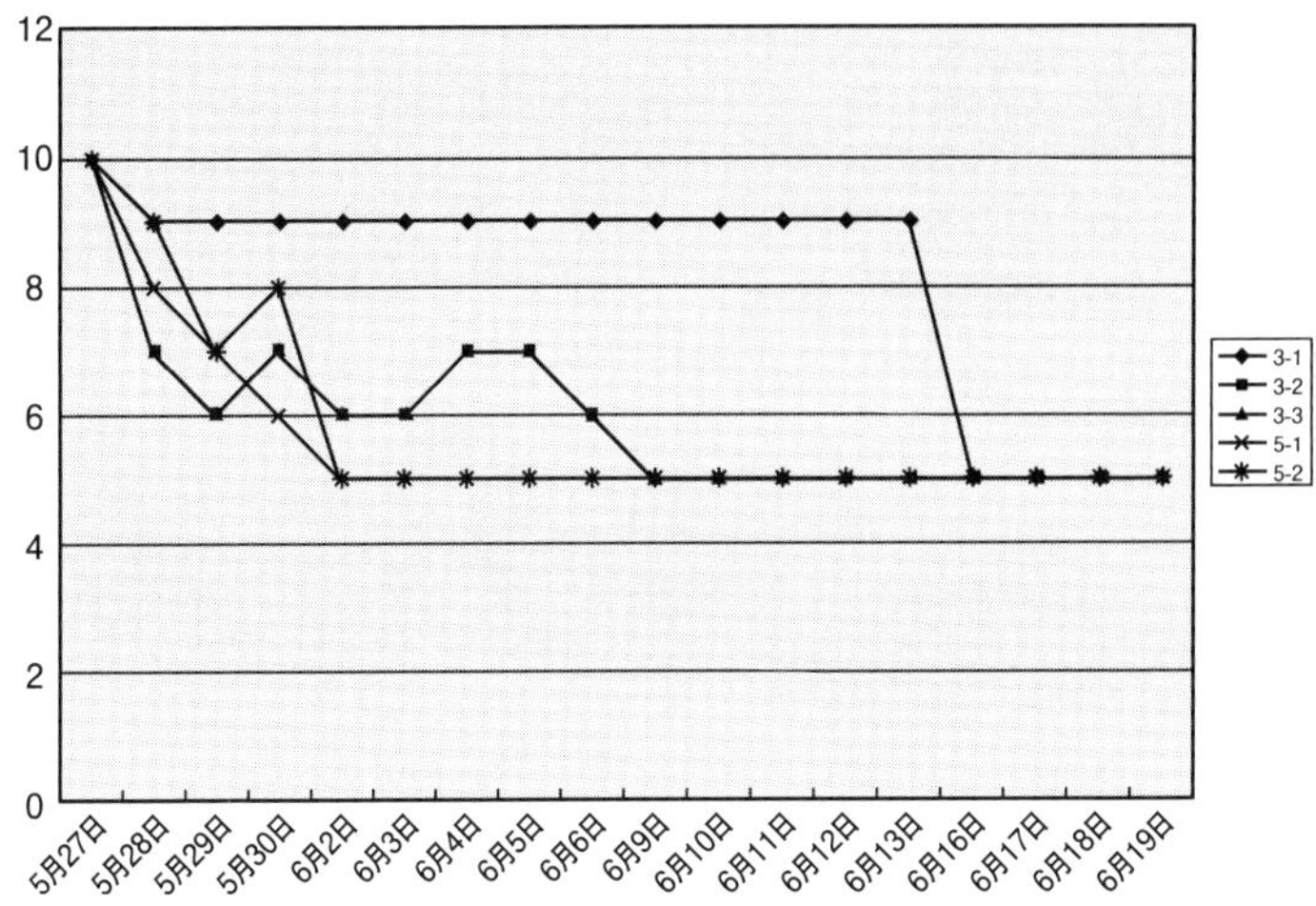

リウマチを発症したラット10匹を2グループに分け、一方のグループにだけ『白豆杉』エキスを経口投与。4週間観察した。ラットの活動性を10段階で評価した結果、『白豆杉』を与えたグループは48時間以内に行動が活発になり、5日目には5例中4例がスコア5まで回復した。『白豆杉』摂取後48時間以内に行動が回復し、即効的な痛みの軽減が強く示唆された。

たり立ち上がったりと、いかにもネズミらしい動きを見せるようになるのです。白豆杉非摂取グループが全く動かないのと比べると、その変貌ぶりに驚かされます。

最初の48時間でこれほどの変化があるということは、即効的な痛みの緩和が起きていると言えます。これと同じことが人で起こるのなら、と研究者たちは白豆杉に期待を膨らませました。

研究室の院生が休みがちな理由とは

白豆杉の研究をしている北里大学の研究室では、責任者の岡野哲郎博士が気にかけていることがありました。それは研究室のスタッフであるひとりの大学院生が、よく休みを取ることです。理由は、彼のお母さんの介護です。

重いリウマチで人工関節の手術もしている方ですが、痛みは治まらず、一人では動くことも出来ないという病状です。体の不自由なお母さんの通院を手伝うために、彼は休みを取っていたのです。親孝行な彼を責めるわけにはいきません。

岡野博士は、研究中の白豆杉をお母さんに飲ませてみるよう勧めてみました。既に動物実験も終わり、安全性に問題はなく、人に対する臨床試験に入る時期でした。

白豆杉を飲み始めたお母さんは、驚くべき回復をみせました。白豆杉を飲み始めて10日後、一人では歩くこともままならなかったお母さんが、朝自分でゴミを出しに行くまでになっていました。痛みもほぼ治まっていました。

詳しい変化は次の臨床試験の通りです。

休みがちだった院生のリウマチのお母さんは、はからずも人に対する白豆杉の臨床試験第1号になりました。以降、リウマチから多くの患者さん達が回復していくさきがけとなったのです。

2週間で痛みや腫れが消失。被験者は驚異的な回復をみせた

臨床試験は、財団法人化学療法研究所附属病院リウマチ・アレルギーセンターで2003年8月に実施されました。

臨床試験に協力したのは、59歳の女性の患者さんです。症状としては、両手の関節をはじめ、肘や肩、股関節など全身の関節に痛みがあり、（一部人工関節）下半身の膝や足などは腫れていました。手のこわばりも1日中続いていました。

8月28日に臨床実験はスタートしています。白豆杉は、朝食と夕食時の1日2回、6粒ずつ摂取してもらいました。

試験開始から約2週間後の9月10日には、1日中続いていた手のこわばりが75分に

減少し、下半身の腫れ、肘関節、股関節、人差し指、中指の関節痛が消失しました。
その2週間後の9月24日は、手のこわばりは15分に減り、手首や薬指の関節痛も消失しています。

左の図では腕から足にかけて疼痛関節・腫脹関節と、こわばりがみられるが、４週間後には多くの部位で改善されていることがわかる。

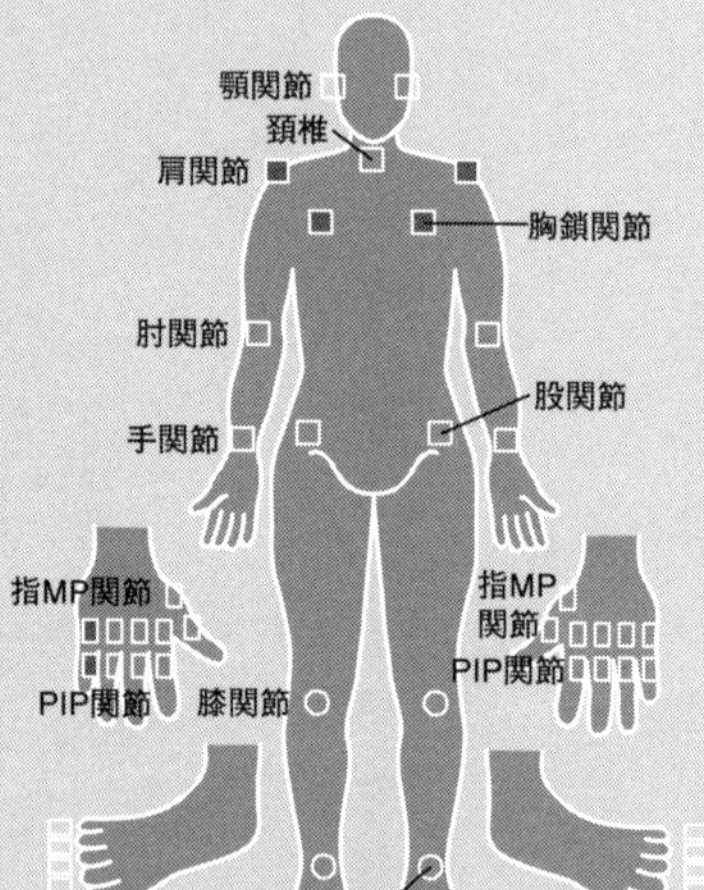

4週間後
（こわばり15分）

図9 『白豆杉』による疼痛・腫脹の経時変化

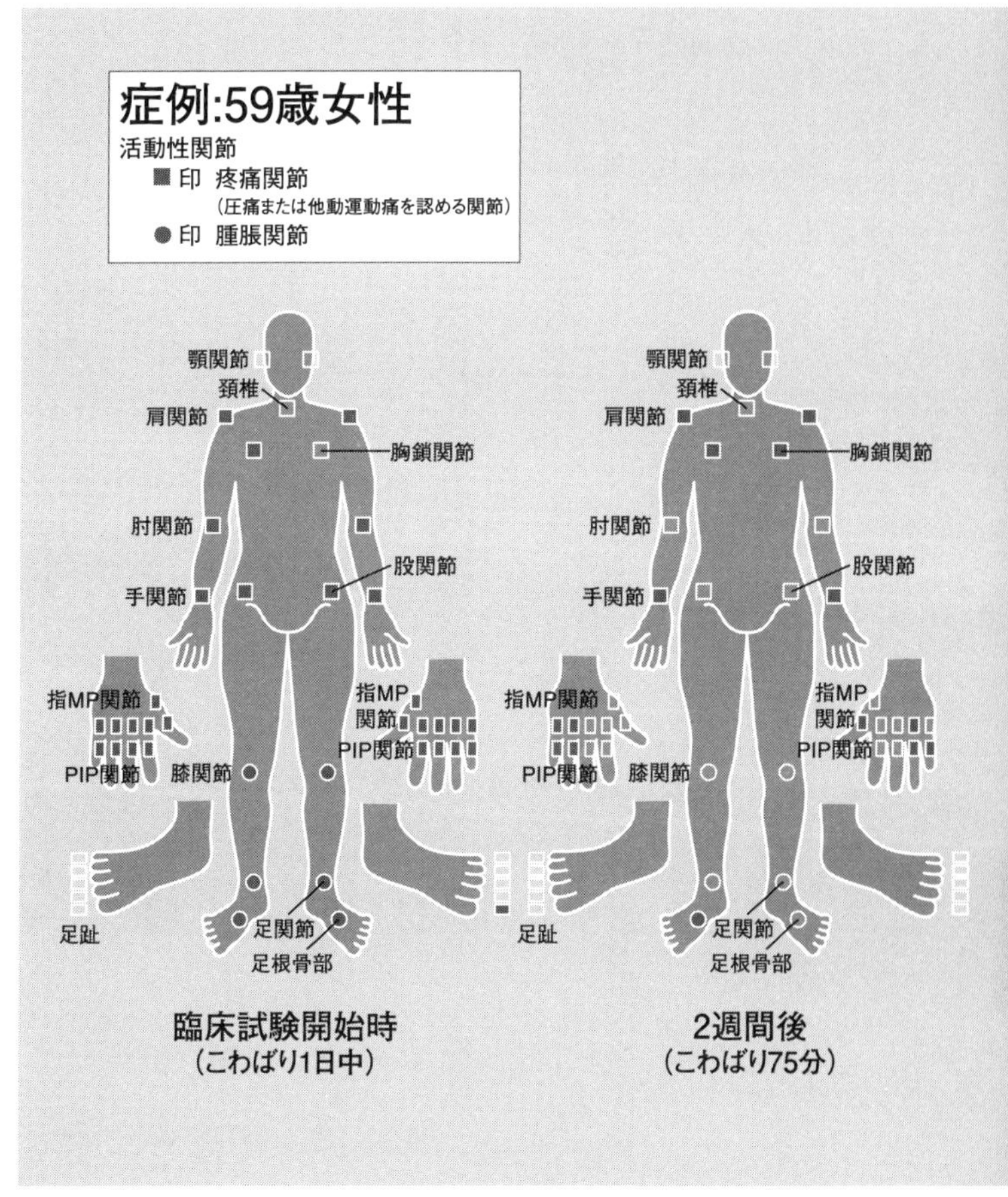

北里大学客員教授で、この試験の責任者でもある中島修博士は、次のように言っています。

「この臨床実験の結果より、白豆杉には、関節の炎症を抑制し、リウマチの疼痛緩和に特異的な効果があることが確認されました。そして、炎症を引き起こしているサイトカインを正常化することも、臨床試験で明らかになりました」

サイトカインを正常化する白豆杉

中島博士は、先の臨床試験で疼痛緩和が非常に速いことから、「白豆杉が炎症性サイトカインを正常化しているかもしれない」と思ったそうです。この痛みに対する即効性は、リウマチ治療薬のひとつである生物学的製剤のメカニズムによく似ていると考えたからです。

生物学的製剤による治療はサイトカイン療法とも言われ、炎症性メディエーターであるサイトカインを抑制することでリウマチの炎症を抑えます。

そこで、リウマチにかかわるサイトカイン「IL-6」が異常を示している患者さんの同意を得て、白豆杉を摂取した後の「IL-6」の変化と、炎症反応で増加するCRP値、リウマチ因子のRF値を調べる臨床試験を実施しました。

いずれも症状が全身に及ぶ多発性関節リウマチの患者さんで、白豆杉を毎食後6粒ずつ(1日18粒)摂取し、40週間の経過を臨床観察しました。ここでは2例をご紹介します。

IL-6に対する効果

【症例1】

男性(50歳)、臨床実験開始前に4日間ステロイド(ソル・メドロール)を点滴注入するパルス療法を受けており、白豆杉を摂取開始時点のIL-6の値は、28・2pg/mℓ。しかし、ステロイドの効果が薄れたのちに急上昇し、12週間後のIL-6は、患者さん本来の数値である165・0pg/mℓまで上昇しました。

ところが白豆杉摂取後、IL-6は急激に低下をはじめ、34週目には4・3pg／mℓにまで下がり、さらにその後も低下して正常値になりました。

【症例2】

女性（69歳）、白豆杉摂取開始時点のIL-6は6・7pg／mℓで、白豆杉摂取後14週目に基準値以下の2・8pg／mℓまで下がり正常値になっています。そこで、1

症例1

T.O　50歳、男性、歯科医師

主　訴：関節痛と関節の腫脹

現病歴：2003年7月ごろより多発性の関節の腫脹と疼痛を認め、関節リウマチと診断された。薬物療法を受けたが、しだいに関節痛と関節の腫れが増悪したので、2004年1月19日、化学療法研究所附属病院に入院した。ソル・メドロール（1,000mg／日）を4日間連続して点滴注射した結果、関節痛は改善されたが、関節の腫れは改善されず、また、関節痛再発の可能性も否定できない。

合併症：入院時、脂肪肝と鉄欠乏性貧血が認められた。

症例2

M.O.　69歳、女性、主婦

主　訴：関節痛、歩行障害

現病歴：約20年前より、多発性の関節の腫れ、疼痛があり、関節リウマチと診断され、ステロイド剤を含む内服薬治療を受けていた。その後、両下肢の関節の拘縮が進行し、歩行困難となり市川市リハビリテーション病院に入院。主にリハビリ療法を受け症状は一時改善されてきたが、主に右膝関節の疼痛・腫脹と右下肢の運動障害のため、2002年7月30日、化学療法研究所附属病院に転院した。

合併症：入院時、骨量の低下を認め、骨粗しょう症と診断されている。鉄欠乏性貧血を認める。

日の白豆杉の量を18粒から12粒へと減らしたところ、2週間後には5・9pg／mℓ、4週間後には6・6pg／mℓまで再上昇しました。

中島博士は「摂取量を12粒へ減量した後にリバウンドしていることから、白豆杉にはIL-6を正常化させる作用があると推察できます。IL-6は疼痛や関節炎発症に深く関与しています。IL-6を正常化できれば、リウマチ特有の痛みをかなりおさえることができると考えられます。しかし、IL-6を正常化できる新薬は、副作用のリスクが大きく、今のところ臨床の現場では安心して使えません。そのため、白豆杉が新たな基本的な治療法になりえる可能性があるともいえます」と説明しています。

図 10　IL-6 の経時変化

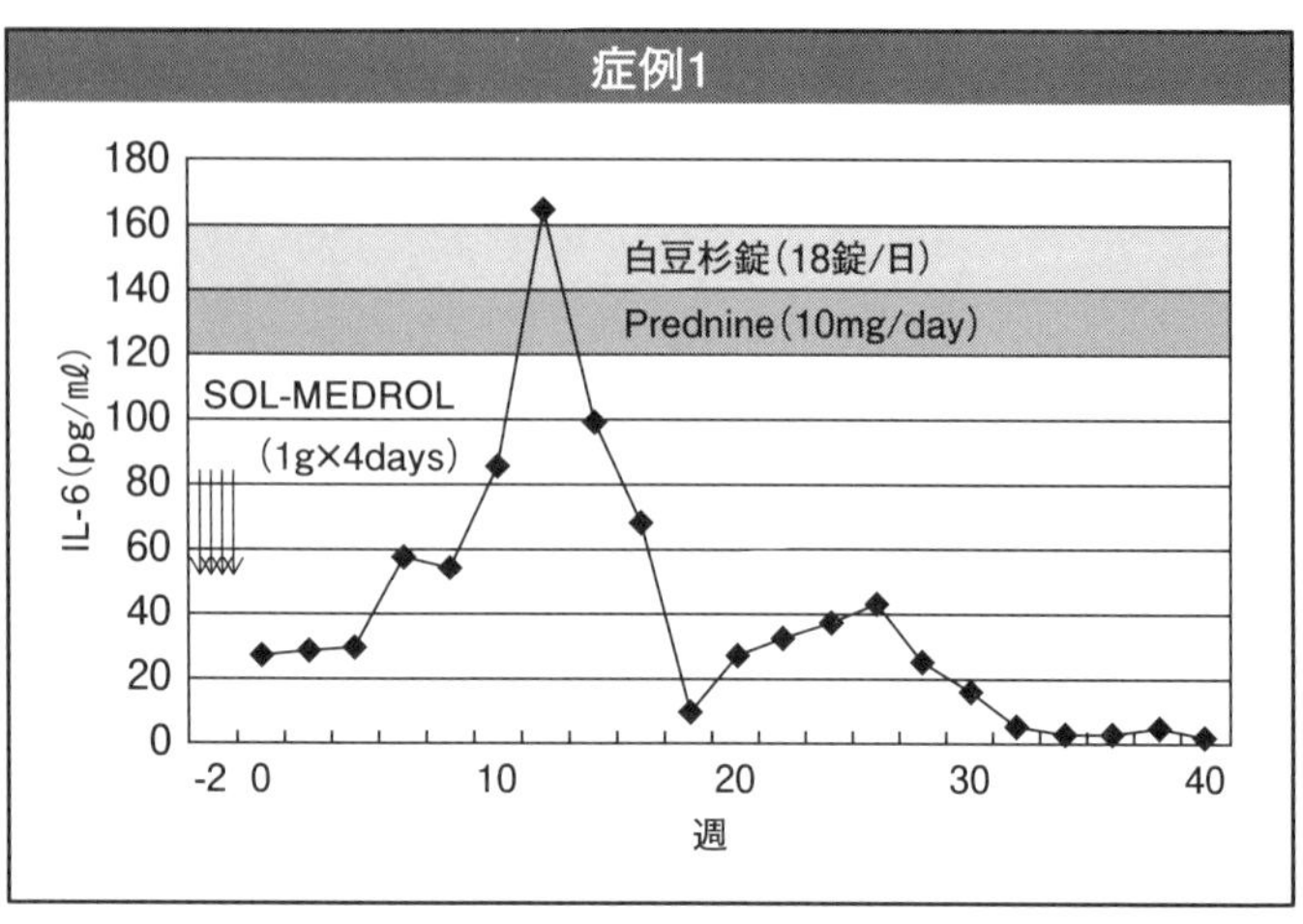

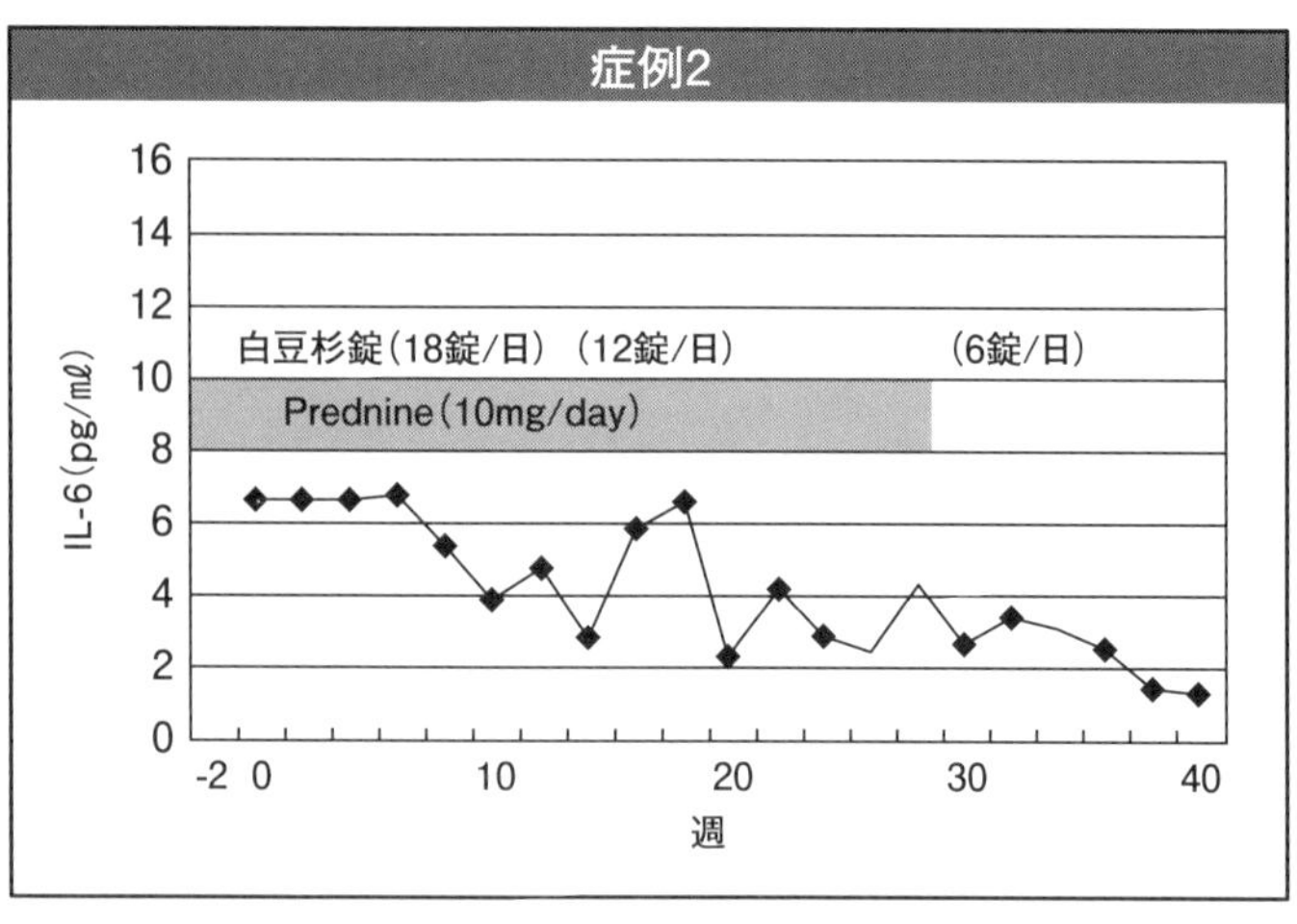

他の医療機関での症例をもう1例見てみましょう。

【症例3】

女性（71歳）、白豆杉取開始時点のCRP値は3・39mg／dl、RF値は11IU／mℓで、白豆杉を飲み始めてから1か月後にはCRP値は2・29mg／dlまで下がり、RF値に変化はありませんでした。さらに1か月後、CRP値は0・63mg／dlまで下がり、大きく基準値に近づきました。また、変化の見られなかったRF値も1IU／mℓまで下がるという結果を得られました。

この方に関してはIL-6の変化は観察されていません。

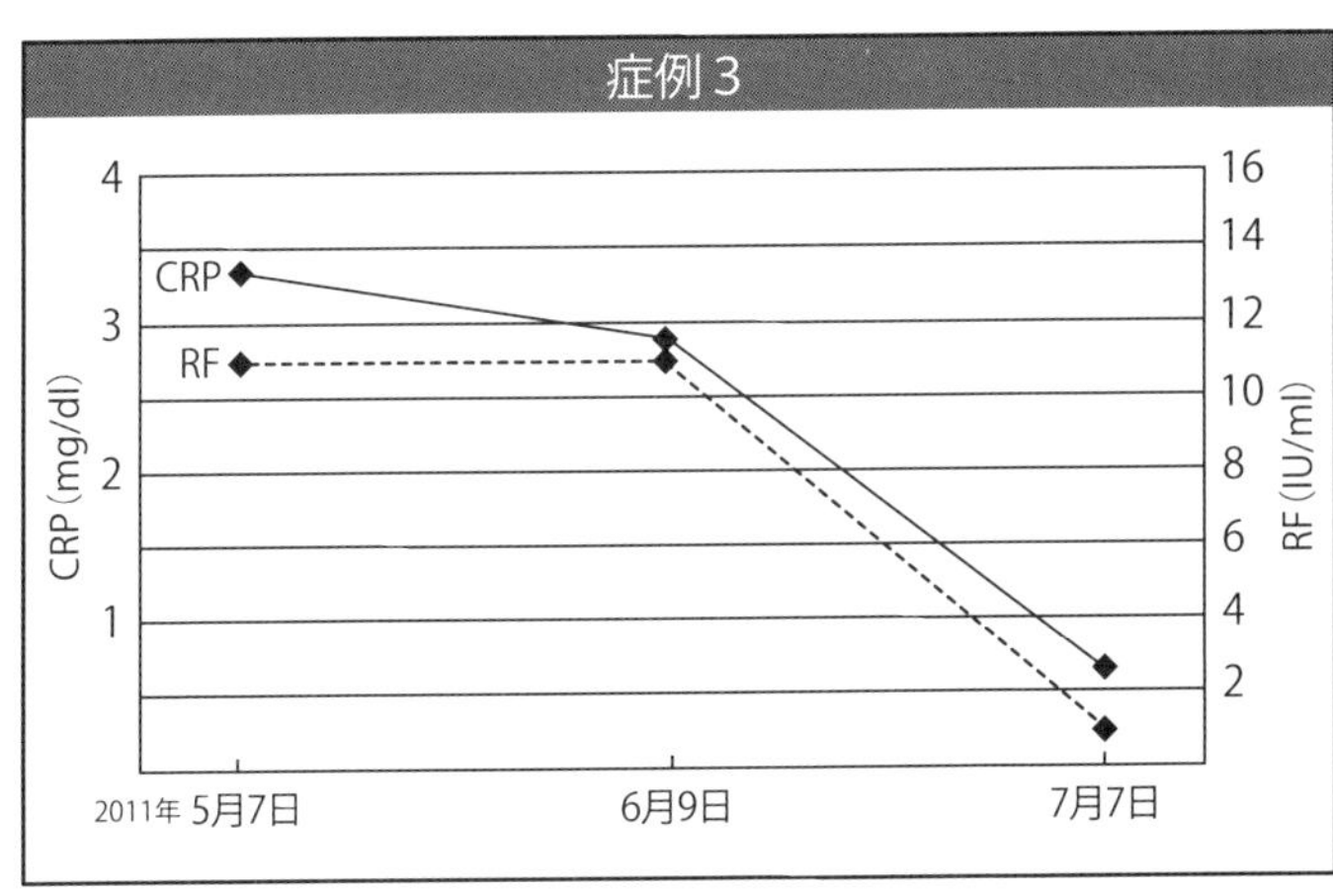

これらの症例の結果をまとめてみます。

ＣＲＰ値・ＲＦ値を正常化。炎症を治める

ＣＲＰ値・ＲＦ値にも変化が見られました。

ＣＲＰ値が「陽性」ということは、炎症があることを意味します。このＣＲＰ値・ＲＦ値が下がると、IL-6などが減少し、痛みが改善されてきたことが科学的に裏付けられるのです。

症例１の患者さんは、試験開始前のＣＲＰ値が５・２mg／dl、ＲＦ値が１１４・７IU／mlでした。白豆杉を飲み始めてから順調に減少して、18週目にＲＦ値（正常値／20IU／ml以下）が、36週目にＣＲＰ値（正常値／０・３mg／dl未満）が正常化されました。IL-6も正常な位置に落ち着いています。つまりこれらの検査項目において全て正常化し、自覚症状も改善されたということです。

症例２の患者さんは、試験開始前のＣＲＰ値が４・２mg／dl、ＲＦ値が１４２・９IU

／mℓでした。白豆杉を飲み始め、14週目にはCRP値が0・5㎎／dl、RF値が52・4IU／mℓまで減少しました。

そこで、白豆杉の量を18粒から12粒に減らしたところ、数値は改善されなくなり、それでもCRP値は1・0㎎／dlを超えることはありませんでした。IL-6も正常化されましたし、「朝のこわばり」や「関節痛」などの自覚症状は改善されました。

症例3の患者さんは2か月間という短期間で、CRP値、RF値ともに、大きな改善が見られました。

いずれの患者さんも、現在も白豆杉を飲まれているそうです。症例1の患者さんは、退院後は歯科医に復帰し、毎日激務をこなしておられます。退院から11年経ちますが、RF値、CRP値、IL-6などは、まったく異常がないそうです。

リウマチは再発の可能性が非常に高い病気です。このまま2名の患者さんが、IL-6が下がった状態で白豆杉を飲み続けたら、「再発する可能性は、ほとんどなくなるのではないか」と完全寛解の可能性を中島博士は示唆しています。

自覚症状への効果。痛みもこわばりも消失

臨床的な数値の改善ももちろん大切です。しかし、リウマチ患者さんにとっては何よりも、まず「痛みを取ってほしい」というのが率直な気持ちです。その上で、本書の冒頭に登場したヤスコさんのように、以前にはできていたごく当たり前の暮らしができるようになりたいと思っています。

まず関節リウマチの特徴である「朝のこわばり」と「関節痛」などの自覚症状についても調べました。症例1、症例2の患者さん、いずれも改善しています。

それぞれについては次の通りです。

まず「朝のこわばり」です。症例1では、試験開始前は毎朝約3時間の手のこわばりがありました。試験6日目から1時間程度になり、11日目には消失しました。

一方、症例2においては、朝のこわばりは1日中ありましたが、開始22日目には半日、24日目には4時間にまで改善され、31日目には手のこわばりは全く消失しました。

次に「関節痛」です。症例1は試験開始22日目に、症例2は31日目に関節の腫れも疼

痛も全くなくなりました。

痛みやこわばりなどの自覚症状がなくなることは、患者さんの生活を一変させます。昨日まで起き上がるときも、歩くときも、着替えるときもまとわりついていた不快な感覚、いやな思いが一掃され、別の肉体を手に入れたような爽快感が生まれることでしょう。何をするにも必要だった重い覚悟は不用になり、体は軽く感じられることでしょう。なにより気持ちが変わるはずです。

明るく前向きに変わる気持ちが、どれほど患者さんの活動を積極的にするか、想像に難くありません。

リウマチの炎症のカギを握るIL-6

IL-6は、今最も注目されているサイトカインです。その影響はリウマチをはじめとした自己免疫疾患の多くに関わり、炎症反応の中心的役割を果たしています。こうした病気を発症した患者さんの血液にはIL-6の異常な増加が見られ、患部のみならず全身の組織で新たな炎症や病気の火種となっていることがわかってきました。

IL-6はT細胞やB細胞、マクロファージなどの免疫細胞からだけでなく、リウマチであれば滑膜などからも分泌され、細胞や組織が相互に刺激しあい、炎症をひきおこします。

1章で述べた通り、IL-6はB細胞を刺激し自己抗体（自身の成分を攻撃する）産生を推進し、T細胞を攻撃型のTh細胞に分化させ、破骨細胞を刺激して関節破壊を進めます。また血液にのって全身をめぐり発熱や倦怠感をひきおこします。リウマチに関わるサイトカインはTNFαなど他にもありますが、ほとんどの炎症反応はIL-6で説明がつくという研究者もいます。

現在の生物学的製剤の中にもIL-6を抑制する薬があります。トシリズマブとサリルマブの2種類です。

ただしやはり感染症のリスクがあります。肺炎や敗血症などに注意が必要です。またこの薬の特徴として、炎症を抑制する効果が強く、今度は感染症にかかっていることがわかりにくくなるという困った問題が指摘されています。例えば風邪をひいても喉で炎症がおきない、くしゃみや鼻水も出ない、熱も上がらない、体がだるいという自覚症状もない。しかし風邪のウィルスは確実に体内で増殖し、重症の肺炎になってしまっていた、というケースが起こりうるのです。

免疫を抑える薬の開発がいかに難しいかがわかります。

一方白豆杉は、前述の臨床試験を見るとわかる通り、全く副作用なくIL-6を抑制しています。一方的に抑え込むのではなく、過剰を抑え、不足を補う。正常な状態に調整する力が、白豆杉にはあると考えられます。

リウマチの合併症、貧血や肝障害も改善

本書で言うリウマチという病気の名称は、正式には「関節リウマチ」といいます。病名に関節がついていることからわかるように、主な病状は全身の関節症状、激しい炎症がまねく痛み、腫れ、熱などです。

しかし、リウマチは全身の炎症性疾患でもあるため、進行すると関節以外にも症状

が出ることがあります（関節外症状）。またリウマチを患っている年数が長くなるといろいろな合併症を起こすことがあります。

さらに、抗リウマチ薬、非ステロイド性抗炎症薬、ステロイド剤などのリウマチ薬による副作用も合併症の原因となります。

こうした合併症は次のようにまとめられます。

リウマチの合併症

1. リウマチの関節外症状

倦怠感・微熱・貧血・肺炎・上胸膜炎

2. リウマチ以外の病気の合併

骨粗鬆症（骨折）・感染症（肺炎・気管支炎）・シェーグレン症候群（口・目の乾燥）・二次性アミロイド症（尿タンパク・持続性下痢）

3. リウマチの薬による副作用

胃腸障害(胃腸炎・胃潰瘍)・肺障害(肺炎)・皮膚障害(薬疹・皮膚萎縮・皮下出血)・口腔粘膜障害(口内炎・舌炎)・肝障害(AST・ALT上昇)・血液障害(貧血・白血球減少)・腎障害(尿タンパク)

貧血、白血球数、血小板数を改善、正常化する

前述の臨床試験では、リウマチ患者さんがかかりやすい合併症についても観察しています。中でも「貧血」は、多くのリウマチ患者さんに見られる症状です。貧血の程度が軽く、長時間持続している患者さんは、体が貧血に慣れてしまって症状を感じないこともありますが、急に進行すると動悸や倦怠感などが現れます。

臨床試験の症例1、症例2の患者さんは、いずれも「鉄欠乏性貧血」を合併していましたが、試験開始後、症例1では34週目に、症例2では32週目に改善し、正常になりま

した。また白血球数・血小板も正常化してきました。

またリウマチの患者さんは、未治療の段階では、血小板の数が非常に多いのが特徴です。症例1、症例2の患者さんもやはり血小板の数は多い状態でした。血小板の数は基準値が13万~40万μℓですが、症例1の患者さんはほぼ上限の37万μℓ、症例2の患者さんは47万μℓもありました。

この試験において血小板を正常化する治療は一切していません。しかし両患者さんとも、白豆杉を飲んだだけで徐々に下がって、最終的には正常な状態になりました。この結果から白豆杉には、血小板をコントロールする作用もあることが推測できます。

肝機能を正常化する効果

肝機能の変化に関しても調べました。

症例1の患者さんは脂肪肝でしたので、開始前は、LDH、AST、ALTなどの肝機能の数値は高めでした。

このように肝臓に問題がある人に何らかの試験品を飲ませると、さらに悪化する可能性もあります。しかし結果は正反対でした。LDH、AST、ALTなどの肝機能の数値は全て正常になりました。白豆杉を服用した40週間、全く問題なく経過しました。症例2の患者さんも、肝機能に関しては問題がありました。試験期間中は徐々に数値が改善していきましたが、途中、白豆杉の摂取量を減らしたあたりから悪化する傾向が見られました。

富山医科薬科大学（現・富山大学）の研究によると、白豆杉には肝臓保護作用があるので、肝障害が改善し、肝機能が良くなるという報告があります。

症例2の患者さんは、色々な薬を飲んでおられたので、その影響で薬物性の肝障害が起きていた可能性があります。白豆杉はそれを抑えていたと思われますが、白豆杉を減らしたことで効果が弱まったと思われます。

図11 『白豆杉』の肝臓保護活性（病理学的組織変化）

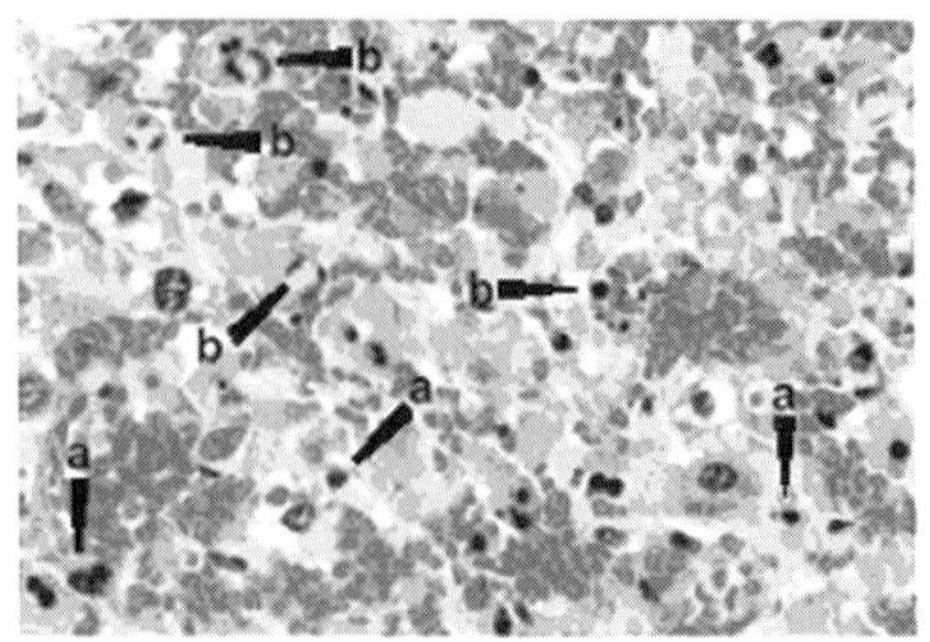

肝臓障害を起こした肝臓組織

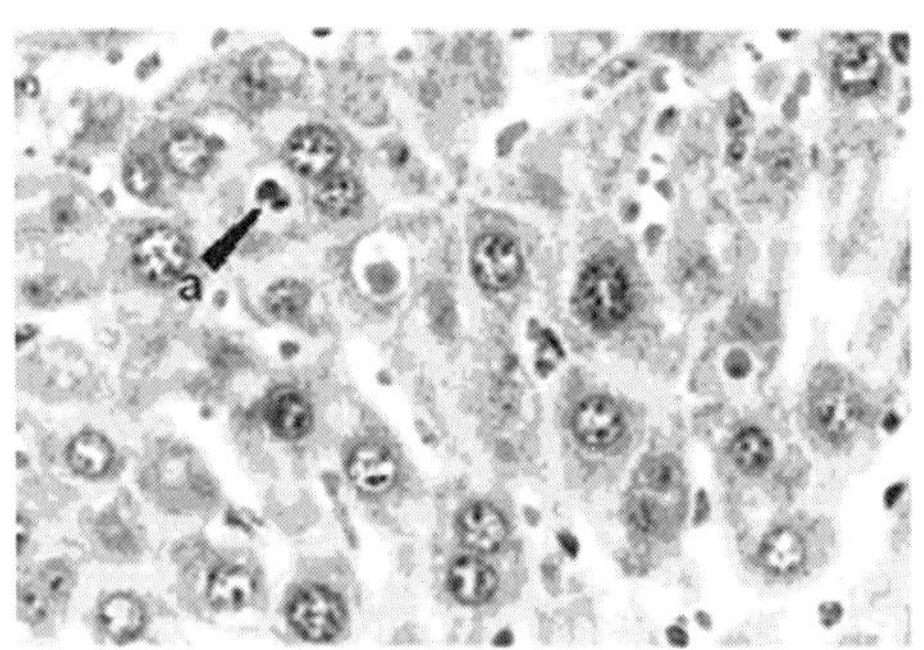

『白豆杉』を投与して肝臓障害が良くなった肝臓組織

肝臓障害マウスの肝臓組織には、肝細胞が死滅するときに特徴的に現れる小体 (a) とクロマチンの凝集 (b) が多数認められるが、『白豆杉』を投与した肝臓障害マウスの肝臓組織にはこれらの特徴（a,b）が減少していることが確認できた。

これら病理学的組織変化から、『白豆杉』には肝細胞が壊れて線維化していくのを防ぐ肝臓保護作用があることが証明された。

実験：富山医科薬科大学（現・富山大学）

膠原病以外のリウマチ性疾患にも白豆杉は有効

ここまでご紹介したように、関節リウマチは自分の成分に反応して関節を攻撃してしまう自己免疫疾患であり、同時にリウマチ性疾患でもあります。

一方、自己免疫疾患ではないリウマチ性疾患もたくさんあります。

代表的なのは変形性関節症です。こちらは関節に加齢や肥満、運動、外傷による負荷がかかって、軟骨がすり減ったり変形したりする病気であり、リウマチ性疾患というカテゴリーに入ります。日本人で最も多いのが膝関節、次いで股関節、手指関節、肩関節の変形性関節症です。

次に通風ですが、別名「高尿酸血症」といい、血液中に尿酸が増えて代謝がうまくいかなくなることが原因で起こる病気です。

ほかにも骨粗しょう症、偽通風（軟骨石灰化症）、ライター病、リウマチ熱、四十肩・五十肩など運動に関わる器官の疾患がたくさんあります。

これらの疾患は、以前は自己免疫には無関係と考えられていました。しかし最近の研究では、これらの病態をよく調べてみると、必ず免疫細胞の過剰反応があり、それらの細胞が分泌するサイトカインや分解酵素が大量に発現していることがわかってきました。

特に変形性関節症は免疫系との関連が強く指摘されています。今後は膠原病以外のリウマチ性疾患も免疫が解明の鍵になると考えられています。

白豆杉は、変形関節症などのリウマチ性疾患にも有効です。やはり白豆杉が、過剰な免疫を抑え込み、炎症を抑えていると考えられています。

白豆杉はどんな植物か

ここで白豆杉という植物について、少し紹介しておきましょう。

白豆杉は、中国南部雲南省などの海抜4000メートルという高山に生える高さ20メートルを超える巨木です。この植物は今、糖尿病やガン、アレルギー、肝炎、そしてリウマチなど様々な病気に効果があるとして、世界中の研究者たちの注目を集めています。

漢方薬は日本ではすっかり当たり前のものとして普及し、世界的にも東洋医学が注目を浴びる今日、その本家中国においても、これほどの薬効を持つ植物はあまりないといわれます。

白豆杉は、杉という名称がついていても杉ではありません。スギ科ではなくイチイ科の植物です。同じイチイでも、白豆杉はほかのイチイとは一線を画す存在です。そのために長く門外不出の薬樹として大切にされてきました。

海抜4000メートルに自生する驚異の樹木

白豆杉は中国の南部、雲南省などの高山に生息しています。海抜3300メートルから4100メートル、主に海抜4000メートル付近という高山に多く生えています。

海抜4000メートルというと日本にはない高さです。最も高い山・富士山が標高

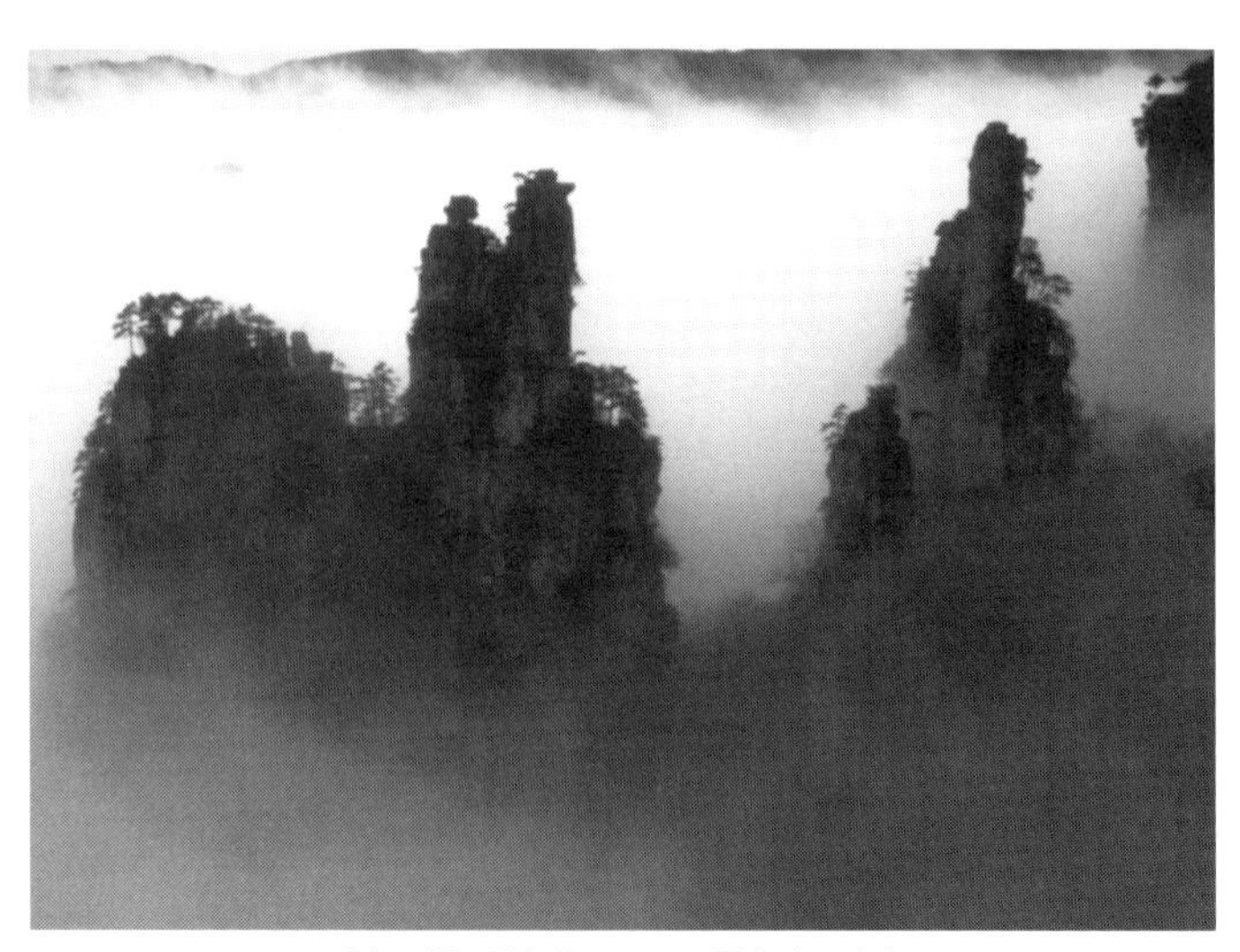

『白豆杉』が自生している雲南省の山々

３７７６メートルですので、白豆杉はさらに高いところに生息していることになります。

標高の高いところでは、高い木はおろか通常背の低い草花しか生えないものです。高山植物と呼ばれるものは、せいぜい人の腰くらいにしか成長できません。植物が生息するには、気温や土壌、風など様々な要素がかかわっており、森林ができる限界、樹木が生える限界、高木が生える限界、植物そのものが生きられる限界があります。森林限界は海抜２５００メートルと言われているので、白豆杉はそれをはるかに超えた地域に生息していることになります。年間の平均気温が氷点下であり、植物が生息するには厳しいところです。

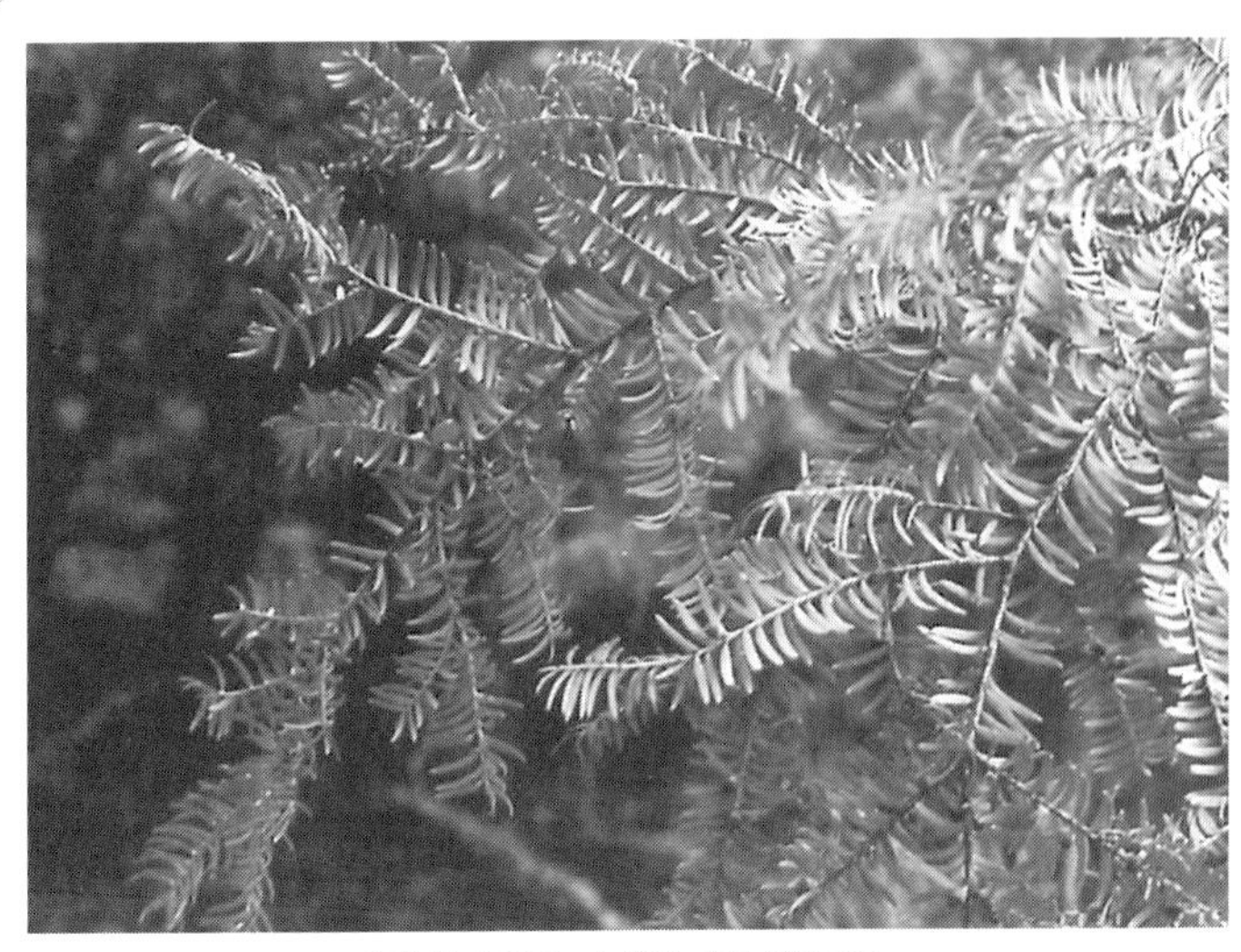

海抜約 4000m に自生する『白豆杉』

紫外線の影響もあります。標高の高いところは太陽からふりそそぐ紫外線を大量に浴びます。紫外線は活性酸素を発生させ、細胞にダメージを与えるので、生物はこれを修復するために大量の抗酸化物質を生産しています。

白豆杉は、こうした植物の限界を超える過酷な環境に耐えて成長し、生きながらえてきました。その体躯に蓄えた“気”、すなわち生命エネルギーは、今日生きている人間にとって得がたい薬効になっています。

大木に成長した白豆杉の平均的な樹齢は3000年と言われています。

世界の民間薬、「永遠の命」の象徴

白豆杉は学名をプシュドタキサスといいます。どこかヨーロッパを思わせる名称は、学名(PseudoTaxus)であり、語源はギリシャ語で弓矢を意味するTaxonに由来します。世界に目をうつすと、タキサスなどのイチイが、世界各地で神秘的な植物として扱われていたことがわかります。

たとえばヨーロッパの西洋イチイは、不滅の魂を象徴する存在と言われています。ヨーロッパのイチイも大変長寿で、数百年〜千年、あるいはそれ以上生きる樹木です。ゆっくりと成長し10メートルを超える大木になるところも似ています。1年中緑の葉をつける常緑樹であることから、不滅の命をイメージさせるのかもしれません。

シーザーの『ガリア戦記』には、イチイを「神話、伝説の衣をまとった樹」と記されており、永遠の命と復活を象徴する存在だったようです。

民間薬としては、鎮咳薬、消毒薬などとして使われていたようです。

一方アメリカには太平洋イチイがあります。アメリカ北西部の先住民であるインディアンは、太平洋イチイを咳止めや消毒薬、虫下し、さらに皮膚がんの治療に使っていました。また権威の象徴として、酋長交代の儀式にも使っていたようです。

このように世界各地でイチイは、その堂々たる姿や長寿であることから、崇拝されてきたようです。また高い薬理効果があることから、有益な植物として大切にされてきたことがわかります。

保護植物として伐採、売買禁止

中国では宮廷薬として、長く世に出ることのなかった白豆杉。最後の王朝である清朝が終わり(1912年)、民主国家となっても、白豆杉はまだ世界の注目を浴びることはありませんでした。それは中国政府が、この貴重な植物を保護植物として長く伐採禁止、売買禁止にしたからです。

中国は、第2次世界大戦後の1949年、中華人民共和国として建国しました。そして白豆杉のような貴重な動植物を失うことのないよう様々な規制をかけることにしました。これによって白豆杉は、中華人民共和国保護条例に従い保護植物（日本の天然記念物に相当）に指定され、伐採も売買も禁止されたのです。

しかし近年ようやくアメリカと日本の2カ国のみ限定で、輸出を再開しました。主な目的は研究用です。それで日本でも研究が進み、またリウマチで苦しんでいる人たちにも朗報となる研究が実りつつあるのです。

白豆杉から生薬唯一の抗がん成分タキソール

タキソールという抗ガン剤についてはご存知の方もいるでしょう。タキソールは、20世紀最高の抗ガン剤といわれ、今日も乳がん、卵巣がん、非小細胞肺ガン等の治療薬として臨床の第一線で使われています。

タキソールの誕生には、次のような経緯があります。

19世紀、ドイツの薬学者ルーカス・Hが、農場で死んだ羊の胃袋からイチイ＝タキサスの葉をみつけました。調査の結果、羊の死因はイチイの中毒。このことで興味をもったルーカスは研究を重ね、1956年、世界で初めてイチイ科紅豆杉属植物に抗がん作用があることを発見しました。

しかしこの研究はその後しばらく進展せず、医薬品の製造につながるのは20世紀後半に入ってからです。

1971年、モンロー・E・ウォール博士とマンスキー・C・ヴァニ博士が、イチイ＝タキサスの抽出物からパクリタキセルを分離・同定しタキソールと命名しました。その後タキソールは非常に強い抗ガン作用があることがわかりました。

しかしこの樹木に含まれているタキソールは非常にわずかです。一人分の抗がん剤を作るのに、6本～7本の樹皮がいると言われます。

そこでタキソールの合成法が模索され、1989年米国フロリダ州立大学のロバート・ホルトン博士が、世界で初めてタキソールの合成法を開発します（1994年には全合成に成功）。

ホルトン博士の合成法は、その後アメリカのブリストル・マイヤーズ社が2億ドル（約200億円）で買い取り、タキソールという名称で商標登録。こうして抗がん剤のタキソールが誕生します。タキソールは商品名、一般名はパクリタキセルです。

１９９２年、タキソールはＦＤＡ（アメリカ食品医薬品局）が認可。ヨーロッパ諸国でも続々と認可が進み、日本でも１９９７年に認可されています。その後は世界１００カ国以上で、抗がん剤タキソールが使われています。

日本でタキソールの保険適応になるのは卵巣がん、乳がん、子宮がん、肺がん、胃がんなどです。

その後フランスでもこの物質の化学合成に成功し、抗がん剤タキソテールが誕生します。商品名タキソテール、一般名ドセタキセルは、世界中に供給されています。

副作用がなく天然成分そのままの白豆杉

イチイから分離されたタキソール、タキソテールは、今日でも強力な抗がん剤として、多くのガン患者の方たちの力となっています。抗がん剤ですので、誰もが自由に使うものではなく、医療機関でしっかりとした治療計画の下、投与されています。

タキソールは有効成分のみを抽出、あるいは合成して作られた薬なので、効き目が強い反面、副作用もそれなりに強いものです。それが西洋医学によって生み出された薬の宿命であり存在価値です。患者さんも納得して治療を受けています。

しかしこうした抗がん剤製造のやり方とは異なる、白豆杉から生命丸ごとの薬効を得る方法もあります。それが生薬の特徴であり、医薬品とは異なる存在価値です。本書で紹介している白豆杉がまさしくそれです。

前に述べたように白豆杉には、過剰なものは抑え、不足を補う双方向調整作用があって、ちょうどよいバランスの効き目を発揮します。またどんな薬、サプリメント、食品と合わせても問題のない相和性があるので、安心して服用することができます。

タキソールの抗がん剤としてのするどい効果を見ると、同じ植物から、これほど異なる薬効が生まれるというのは実に不思議なものです。

特殊なリグナン類を含む100種類を超える有効成分

それではリウマチや膠原病、さらに自己免疫疾患などの免疫異常を改善し、正常に導く白豆杉。その有効成分はどのようなものなのでしょう。

これまでわかっているのは、白豆杉にはポリフェノールの一種であるリグナン類が豊富に含まれていることです。

健康効果が高いと言われるポリフェノールですが、これは植物が光合成によって作る糖類の一種で、ほとんどの植物が持っていると言われています。植物の苦みや渋み成分でもあり、種類は5000種類を超え、働きも多彩です。

ポリフェノールは、その構造の中に水酸基というものを持っているのが特徴で、活性酸素を中和して安定した状態にするという共通した働きを持っています。活性酸素の中和とは、いわゆる抗酸化作用です。

リグナン類は中でも強力な抗酸化力を持ち、血中のコレステロールの低下や、抗アレルギー作用の抑止、ガン細胞の増殖の抑制・肝機能の改善など色々な作用があります。

白豆杉に含まれるリグナン類は、免疫調整作用があるとされ、これがリウマチの過剰な免疫応答を正常化するのではないかと考えられています。

他にも白豆杉には、350種を超えるジテルペンといわれる物質が含まれており、これも免疫調整に関わっていると推測されています。

白豆杉に含まれているジテルペン類には、前述の抗がん剤タキソールの原材料となるパクリタキセルがあります。この成分も、やはり免疫を正常化する働きがあると推測されており、研究が進められているところです。

白豆杉には、リグナン類、ジテルペン類を含む100種類を超える有効成分が含まれていると考えられています。まだまだ未知の成分や、未知の効果が期待されていますが、間違いなく言えることは、これらの成分が複合的に働くことが、理想的な免疫調整作用につながっているということです。

活性酸素はリウマチの炎症に深く関わっている

近年、活性酸素の弊害が盛んに語られるようになりました。

酸素は大気中に約2割ふくまれており、人間を含めほとんどの生物にとって必要不可欠な物質です。人間が呼吸によって体内に取り込んだ酸素は、全身の細胞に運ばれ、エネルギー生産などの時に利用されます。酸素なしには人間は生きていくことができません。

酸素が利用される中で、一部不安定な電子を持った活性酸素が生まれています。不安定な電子は安定しようとして、常に他のものと結びつこうとします。そして様々な物質と結合し、その物質を「酸化」してしまいます。この「酸化」が問題なのです。

例えば細胞においては、DNAの一部を酸化させ、がん化を促進すると言われています。血管においては、内壁にカルシウムや脂質などが付着して硬くなり動脈硬化を起こしますが、活性酸素によるコレステロールの酸化がそのきっかけになるとされています。シミやシワ、白内障などの老化現象は、紫外線が発生させる活性酸素が原因とされています。

リウマチや膠原病などの自己免疫疾患は、免疫細胞が自分自身を攻撃してしまう病気です。関節の滑膜の炎症部位にはマクロファージや好中球などが集まり、攻撃を繰り返しています。

特に好中球は、白血球全体の60％を占める存在で、炎症の中心的役割を占めています。好中球が滑膜を攻撃する時まき散らすのが活性酸素です。体内で好中球が増えている時は、どこかで炎症が起きている可能性があり、活性酸素が大量発生していると考えられます。感染症や中毒、悪性腫瘍など攻撃する相手がいると増加しているようです。ほかにも全身いたるところで活性酸素は細胞レベルで組織を傷つけています。まさに活性酸素は万病の元というわけです。

リウマチ発症と悪化の環境要因は大量の活性酸素

リウマチの発症には、ホルモンや遺伝要因、環境要因等さまざまな要因が絡み合っているといわれています。その中で環境要因と言われるものは、活性酸素を大量に発生させています。

環境要因とは簡単に言うとストレスです。

ストレスというと漠然としているように感じますが、言葉としてはちゃんと定義があります。それは寒冷・外傷・疾病・精神的緊張などが原因となって、体内に生じた防御反応です。

また医学的には、「何らかの刺激が身体に加えられた結果生じたゆがみや変調」とされています。

具体的には暑さ、寒さ、騒音などの物理的ストレスやウィルスや細菌の感染などの生物学的ストレス、紫外線、薬物、タバコ、アルコールなどの化学的ストレス、人間関係からくる精神的ストレスなどがあります。

これらのうち紫外線、薬物、タバコ、感染などは確実に活性酸素を発生させており、リウマチ発症と悪化の要因です。さらに体内に侵入した病原体や化学物質は免疫反応の対象であり、そこでも好中球やマクロファージなどの増加と活性酸素の大量発生が起きています。

つまり様々なストレスは活性酸素を発生させるものが多く、体内においては免疫反応を活発にしてさらに活性酸素を発生させ、過剰な炎症を引き起こし、リウマチ発症と悪化の原因となっています。

体内には活性酸素に対抗する酵素がありますが、活性酸素が多すぎると対応しきれなくなります。

白豆杉の強力な抗酸化作用を証明

これまでの研究で、白豆杉には強い抗酸化作用があることがわかりました。その研究実験を紹介しましょう。

2000年3月、富山医科薬科大学和漢薬研究所で、天然の植物由来であり、抗酸化作用が強いとされる物質の比較実験が行われました。研究に当たったのは同大学の門田重利教授です。本章の冒頭でも紹介しましたが、くわしくご説明しましょう。

図12　活性酸素消去作用の比較

	IC50	比　較
白豆杉	9.22	100%
フランス海岸松	10.61	87%
タヒボ	23.00	40%

※IC50とは、100ある活性酸素を50%消去するのに、どれくらいのエキスが必要かを示し、数値が小さいほど活性酸素消去作用が強いことを意味します。

たくさんの候補の中から、抗酸化物質としてよく知られたフランス海岸松（ピクノジェノール）、タヒボ（タベブイア・アベラネダエ、アマゾン原産の樹木）、そして白豆杉3つが研究対象として選ばれました。いずれも樹木の幹、あるいは樹皮であるところは興味深いです。

実験はＩＣ50といい「それぞれの素材が、実験用の活性酸素を50％消去するのに、どのくらいのエキス量が必要か」を比較します。ＩＣ50の数値が小さいほど、活性酸素消去作用が強いことを意味します。

結果は白豆杉が9・22、フランス海岸松10・61、タヒボが23・00。つまり白豆杉が最も活性酸素除去作用、抗酸化作用が強いことがわかりました。

このことは白豆杉が、リウマチの発症や悪化にかかわり、炎症をひきおこす活性酸素を中和する可能性を意味しています。

この研究成果は、日本における白豆杉研究の礎となりました。

フリーラジカルの除去作用を比較実験

こうひとつ白豆杉の抗酸化作用を調べた実験をご紹介しましょう。白豆杉のフリーラジカル除去作用の比較実験です。

フリーラジカルとは活性酸素の一種で、物質としてはアルコキシロラジカル、スーパーオキシドなどがそれにあたります。

活性酸素の仲間でフリーラジカルでないものも多数存在し、物質としてはオゾン、次亜塩素酸、過酸化水素などがそれにあたります。オゾンは大気中に存在するオゾンですし、次亜塩素酸は漂白剤の成分ですので、このあたりは比較的身近な物質です。

フリーラジカルと、フリーラジカルでない活性酸素とを比べると、フリーラジカルの方が総じて酸化力が強く、影響も大きいと考えていいでしょう。

さてこの実験では、白豆杉の抽出液の比較をしますが、何で抽出したものが最も抗酸化作用が強いか、という比較実験です。

方法はＤＤＰＰＨ（※）メタノール溶液に、白豆杉の抽出物を入れ、室温で30分放置した後、ＤＤＰＰＨがどの程度変化したかを測定します。

白豆杉は、水抽出、メタノールと水抽出、メタノール抽出、酢酸エチル可溶画分（細胞を破砕し酢酸エチルに溶かした部分）とします。

結果、白豆杉の成分はすべてフリーラジカル消去活性があり、中でも酢酸エチルで溶かしたものが最も高い消去活性を示し、抗酸化作用が強いことがわかりました。このことは、今後白豆杉を活用するにあたり有益な実験だと言えます。

これらのことから白豆杉は、人体において、様々なフリーラジカル、あるいは活性酸素をを除去し、リウマチ等の膠原病の予防や改善に有効であることがわかりました。

（※）ＤＤＰＰＨとは安定した性質を持つ人工的なフリーラジカル試験物質

豊富な科学的研究に裏付けられた白豆杉

ここまで読んで頂いた方には、白豆杉がいかにたくさんの研究者によって科学的な研究が行われ、その効果効能が実証されてきたかがおわかりでしょう。医薬品以外でこれほど様々な検証が行われた植物は、そうはありません。

白豆杉は、豊富な科学的な検証が積み重ねられた「科学的根拠のある素材」として期待を集める存在だと言えるでしょう。

さて科学的根拠とは、一体どのようなことを表しているのでしょう。

それは出来る限りの偶然性を排除した条件で実験を繰り返して得られた、一定の事実に基づく根拠のことです。言うまでもなく、同じ実験を、違う人が、別の場所で行っても同じ結果になる「再現性」が求められ、少し前に日本でも有数の研究機関で行われ、海外の有名な学術誌に掲載されながら、全く「再現性がない」として撤回された細胞の研究がありました。一度は日本中から賞賛されながら、結局日本の科学界を揺るがす大失態になってしまった出来事でした。

科学的根拠とは、少しのごまかしも許されない厳しいものなのです。

白豆杉は、リウマチだけでも８つの学会で発表。日本リウマチ学会、日本臨床免疫学会、和漢医薬学会、米国臨床免疫学会、ヨーロッパ免疫学会を含む世界の50以上学会で、たくさんの医師や研究者がその研究成果を発表しています。

左の表は、これまで発表された研究成果の一部です。日本有数の大学の研究者たちが集い、様々な角度から白豆杉の可能性を探っていることがわかります。

『白豆杉』の主な学会発表

開催年月	学会名	発表者所属
2002年 3月	日本薬学会第122年会	富山医科薬科大学
2002年 8月	第19回和漢医薬学会	富山医科薬科大学
2002年10月	第23回和漢薬セミナー	オモキリスト教大学他
2002年11月	日中医学大会2002	東京山王病院
2002年11月	第52回日本アレルギー学会	北里大学
2002年12月	第30回日本臨床免疫学会	北里大学
2003年 5月	第45回日本糖尿病学会	富山医科薬科大学
2003年 8月	第20回和漢医薬学会 特別講演	富山医科薬科大学
2003年10月	第41回日本癌治療学会	金沢医科大学
2003年10月	第31回日本臨床免疫学会	北里大学
2003年11月	日本臨床中医薬学会	金沢医科大学
2004年 1月	国際学会IUPAC(世界化学連合)特別講演	富山医科薬科大学
2004年 3月	日本薬学会第124年会	神戸薬科大学
2004年 4月	第48回日本リウマチ学会	北里大学
2004年 6月	アジア太平洋国際電子顕微鏡学会 特別講演	金沢医科大学
2004年10月	第32回日本臨床免疫学会	北里大学
2005年 2月	平成16年度総合医学研究セミナー	金沢医科大学
2005年 4月	第49回日本リウマチ学会	北里大学
2005年 5月	FOCIS米国臨床免疫学会	(財)化学療法研究所附属病院
2005年 8月	第22回和漢医薬学会	富山医科薬科大学
2005年 9月	日本生薬学会第52回年会	神戸薬科大学
2005年10月	第43回日本癌治療学会	金沢医科大学
2005年10月	第33回日本臨床免疫学会	北里大学
2006年 8月	ICMCM現代中医薬国際学会 特別講演	富山大学
2006年 9月	ECIヨーロッパ免疫学会	(財)化学療法研究所附属病院
2006年 9月	臨床代替医療国際学会 特別講演	金沢医科大学
2007年 3月	第112回日本解剖学会	金沢医科大学
2008年 3月	自己免疫国際学会IWAA(メキシコ)	北里大学
2009年 3月	日本薬学会第129年会	神戸薬科大学
2012年 3月	日本薬学会第132会	北里大学
2012年 9月	第22回国際生化学・分子生物学学会(スペイン)	北里大学
2012年10月	ヨーロッパ薬学会(オランダ)	北里大学
2015年 4月	第29回日本医学会総会2015	京都大学
2015年 6月	日本伝統獣医学会第55回大会	金沢医科大学
2017年12月	第60回比較統合医療学会・第20回日本補完代替医療学会	みらいメディカルクリニック
2018年 6月	(社)日本がんと炎症・代謝研究会 第5回総会	京都大学
2018年11月	日本補完代替医療学会	金沢医科大学
2019年 6月	(社)日本がんと炎症・代謝研究会 第6回総会	京都大学
2021年 6月	(社)日本がんと炎症・代謝研究会 第7回総会	みらいメディカルクリニック
2022年 6月	(社)日本がんと炎症・代謝研究会 第8回総会	京都大学

脳や神経細胞に対する白豆杉の働きに関する研究が進む

次に、近年の研究成果をご紹介しましょう。特にめざましい研究成果を発表しているのは北里大学です。

２００８年３月、自己免疫国際学会ＩＷＡＡ（メキシコ）で、北里大学・岡野哲郎博士が「紅豆杉によるリウマチラットの回復効果」を発表。

２０１０年３月、日本薬学会第１３０年会で、北里大学・大槻健蔵博士が「ＧＳＫ－３βによる脳内機能性因子のリン酸化を制御する植物由来新規化合物の新しい生理作用」を発表。アルツハイマー病への有効性を示唆しました。

同年８月には 27回和漢医薬学会で、北里大学酵素紅豆杉補完医学研究部門・特任助教 守川耕平博士が「紅豆杉の薬物代謝酵素に対する阻害活性」を発表。

２０１１年３月には同博士が、「紅豆杉のＣＹＰ阻害活性ならびに植林紅豆杉の評価に関する研究」を発表。日本補完代替医療学会誌で、「紅豆杉の関節炎モデルラットに対する作用とＡＤＬ評価法の開発」を発表。

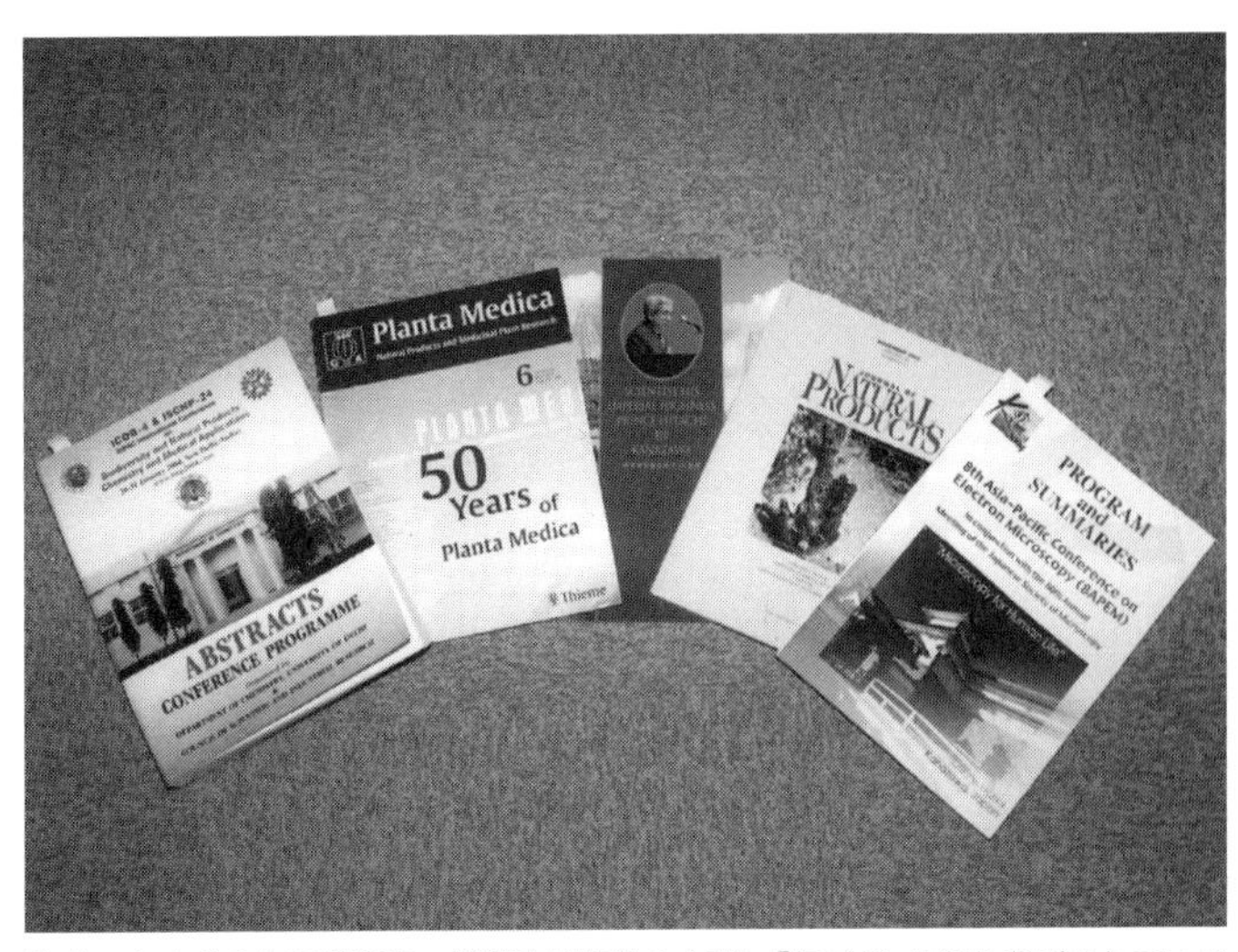

海外のさまざまな医学関連の学術誌や薬学の文献に『白豆杉』は取りあげられている

同年４月には北里大学医療衛生学部に、紅豆杉補完医学研究室が新設されました。

２０１２年３月には、やはり守川博士が日本薬学会第１３２年会で、「紅豆杉含有成分の抗アレルギー活性とがん予防効果について」を発表（神戸薬科大学と共同研究）。

同年４月には、日本薬学会第１３２年会で、北里大学・大槻健蔵博士が「紅豆杉 Lignan によるＧＳＫ-３βの活性化と神経細胞制御因子の機能制御作用」を発表。

同年３月には、やはり大槻博士が日本

薬学会第132年会で、「紅豆杉 Lignan によるGSK-3βの活性化と神経細胞制御因子の機能制御作用」を発表。

同年5月には、大槻博士が、日本生化学会東北支部第78回例会で、「GSK-3βによる脳機能性因子のリン酸化に対する紅豆杉 Lignan の制御作用」を発表。

同年9月、第22回国際生化学・分子生物学学会（スペイン）で、北里大学・岡野哲郎准教授が「紅豆杉 Lignan によるGSK-3βの活性化と神経細胞制御因子の機能制御作用」を発表。

翌10月にはヨーロッパ薬学会（オランダ）で、北里大学・大槻健蔵博士が「紅豆杉 Lignan によるGSK-3βの活性化と神経細胞制御因子の機能制御作用」を発表しました。

そして2013年11月、紅豆杉の輸入元は京都大学医学部附属病院（研究代表者上本伸二教授）と共同研究を開始。研究題目は「代謝からアプローチする発癌と癌増殖の分子機構解明に関する研究」です。

権威ある学術文献に掲載された白豆杉

ある素材の持つ医学的な効果や有効性は、細胞実験や動物実験などの基礎実験と、人間を対象とした臨床試験の両方で評価しなくてはなりません。

その結果は前述のような学会で発表され、多くの研究者の目にふれ、検証されることになります。

研究成果を客観的に評価され、さらに世界的に認められるには、複数の専門家の審査に合格しなければ掲載されない学術誌に発表される必要があります。

白豆杉の研究成果は、既に世界的に権威のある医学文献にも掲載されています。それらの一部をご紹介します。

米国の『Life Science』、『Journal of National Products』、ドイツの『Planta Medica』、イギリスの『Phyto Chemistry』、オランダの『Phyto Medicine』、日本の『Biological & Pharma ceotical Bulletin』『Journal of Chromatography』などです。

こうした権威ある医学文献は、今日インパクトファクターのある雑誌と呼ばれています。インパクトファクターとは、文献引用影響率と訳されており、その雑誌の論文がどのくらい引用されたかで、その雑誌の影響力をはかることです。

インパクトファクターのある雑誌に掲載されるということは、名誉なことではありますが、同時に厳しいことでもあります。その研究は世界中の研究者や専門家の目にふれ、内容の真偽が問われることでもあるからです。

もし少しでも疑問を感じさせることがあれば、たちまちチェックが入り、異議が申し立てられ、議論が始まるでしょう。これまでのところ、白豆杉の研究に異議が申し立てられたことはありません。多くの研究者が興味を持って研究成果を支持してくれているものと考えられます。

医薬品にはない安全性と有効性

自己免疫疾患やアレルギー疾患など、免疫システムに関する病気の薬では、副作用のリスクが高いことが知られています。その治療は、本来病気を防ぎ身を守る免疫の力を抑えるものなので、感染症にかかりやすくなるのは宿命というものです。

また湿疹や口内炎などの皮膚疾患、胃腸障害、肝臓障害、貧血や白血球減少などの血液の障害、骨粗鬆症など様々な副作用が報告されています。

患者さんは、治らない病を少しでもよくしようと、こうした危険と隣り合わせの治療を選ぶほかはないのです。

白豆杉は、こうした医薬品と同等、あるいはそれ以上の有効性を持ちながら、全くと言っていいほど副作用がありません。そこに着目した研究者たちが科学的な検証を積み重ねてきたことで、その有効性が証明されてきたと言えます。

信川博士はこれらの作用について次のように言っています。

「白豆杉には、たくさんの成分が自然の状態で含まれています。薬のようにひとつの成分でピンポイントで症状を改善するのでなく、様々な方向から病気のメカニズム全体アプローチするため、結果としてちょうどよい状態が導き出されると考えられます。過剰はとりのぞき、不足を補う。このような働きは、単一成分の薬にはできないことです。

私たち研究者は、白豆杉の持つ作用をひとつひとつ科学的に検証し、データを積み重ねています。これまでのところ、結果は非常に素晴らしいものです。これからはもっと多くの研究者が白豆杉の研究に集い、リウマチの患者さんの助けになるような新しい発見と検証が行われると思います。」

もう少し安全で、もう少し使いやすく、リウマチの痛みや苦しみを解消したい。普通に自立した生活がおくりたい。白豆杉は、そんな患者さんの期待に応えうる力をさらに高めていくことでしょう。

第4章 私はこうしてリウマチを克服した

——症例25人

症例1

今は次回の血液検査を楽しみにしております。

北海道　80代女性

私が関節リウマチを発症したのは、2009年12月のことです。病院の治療ではリウマトレックスを服用していました。ただ副作用が強く、四肢に青斑が出現。肺炎も3回くり返して継続が不可能になりました。その後はプレドニン（ステロイド）を服用しています。しかし担当医から、（経過があまりよくないので、リウマトレックス等の抗リウマチ薬で）治療開始すると言われ、副作用が不安でした。関節の痛みはないですが、血液検査の結果はあまりよくありませんでした。

その頃、白豆杉について書かれた本を読み、さっそく取り寄せて飲んでみたところ、血液検査の数値がどんどんよくなり、体調も良

検査数値（白豆杉の使用後）

	1月12日		2月9日		3月22日
CRP	2.79	→	4.97	→	0.88
RF	1179	→	1124	→	770

好になりました。
その後も検査の数値は改善し続け、検査が楽しみになってきたところです。

症例2 CRPは0・1になり、11月頃からは0・0（炎症なし）になった。

静岡県 60代女性

私がリウマチになって8年ほどたちます。2年前から血糖値も高くなり、悩んでいたところ、新聞広告で白豆杉の本を知りました。白豆杉は、関節リウマチにも糖尿病のどちらにもよい効果があるとあったので申し込みました。

リウマチは薬だけでは効かない時もあり、生物製剤（レミケード）を使うこともありました。とても良く効いたのですが、それは免疫抑制薬で副作用が心配でした。薬代も高額でしたので、それならば副作用の心配がない白豆杉をためしてみようと飲み始めました。

白豆杉のエキス粒を２０１４年５月末より飲み始め、始めは朝・夕1袋ずつ飲みました。

一週間もたたないうちに気になっていた痛みがなくなり、病院での定期検査でもＣＲＰは０・１になり、11月頃からは０・０（炎症なし）となりました。

糖尿病の方もＨｂＡ１Ｃが５・９で薬を飲まなくても良い数値になり、運動、食事と気をつけていますが、白豆杉のおかげと思っています。痛みもなく、食事制限もない生活で、アルバイトとして仕事も頑張っています。

症例3

思うようにならなかった手も楽になり、ありがたく思っています。感謝。

愛知県　50代女性

２０１６年2月24日に病院に行き、リウマチと言われビックリする。両手指がこわばり、手が思うようにならない。

本で知った白豆杉のエキス粒を１日３回飲む。（これを書いているのは）３ヶ月目に入ったところです。

2月24日　ＣＲＰ……０・75
4月21日　ＣＲＰ……０・35

両手指のこわばりがなくなり、手も楽になりありがたく思っています。

白豆杉のことを本で知り、良かったです。一日も早くリウマチが良くなるように白豆杉を飲みます。本当にありがとうございます。

検査数値（白豆杉の使用後）

	2月24日		4月21日
CRP	2.79	→	4.97

症例4

3ヶ月ごとの経過観察でいいと言われ、とても嬉しいです。

神奈川県　40代女性

はじめは指痛でした。それからあっという間に腕まで激しい痛みを伴うようになり、病院でリウマチと診断されました。

手指、腕が痛く、こわばりも強かったので、衣類の脱着が大変でした。痛みで何もする気がおきず、何も出来なくなって困りました。

症状はあるのにＣＣＰ抗体のみが陽性のため、痛み止めのみ処方され、抗リウマチ薬は飲んでいませんでした。

その後本屋で白豆杉の本を購入し、エキス粒を取りよせて飲み始めました。２週間飲んだ後、左手こわばりが楽になり、数ヶ月後には腕が痛まないようになり、少しずつ快方に向かっていきました。

1年後の現在は痛み止めも中止して、白豆杉のみを飲んでいますが、医師から血液検査の結果からも病状は安定しているので、3ヶ月ごとの経過観察でいいと言われて、とても嬉しいです。

体調は1年前とは比べものになりません。今では全く普通の生活が送れています。リウマチ薬を使わず、痛み止めも中止してもほぼ痛みません。これは白豆杉のみで快復したと認識しております。

症例5

痛み、こわばりも完全に消失。1日中、手のことが気になっていた煩わしさから完全に解放された。

福井県　60代女性

２０１６年6月、両手首の腫れ、指の硬直と痛みのため腱鞘炎と思い整形外科を受診。痛み止めとステロイド剤で治療を続けるが完治せず、結果リウマチと診断された。当時は早朝、手指がこわばってグー、パーが出来ない状態。朝食の準備に時間がかかった。治療では当初からメトトレキサートを使い、初期の段階で寛解までもっていきたかった。

こうした状態でもＣＲＰは血液検査で０・０２と正常値内で異常なしだった。

そのころ新聞で『リウマチはしっかりよくなっていく！』の本を知り、購入して読み、白豆杉のエキス粒を飲むことにした。

２０１６年12月、月１回の通院治療を続けながら、白豆杉エキス粒を１日１８粒飲み続けています。

今では1日を通して手のこわばりと指関節の痛みもなくなり、寝起き時に手でグーパーもほぼ全快で可能になった。家事が満足にできず、1日中手のことが気になっていた煩わしさから解放され、楽しい毎日を過ごしています。

最近は友人や知人にも白豆杉のすばらしさを教えるようになった。

白豆杉さん、ありがとう！

症例6

白豆杉との出合いに感謝の気持ちでいっぱいです。

兵庫県　70代女性

平成26年6月、突然首、腰、両手指、両足指にこわばり、痛み、しびれが起こり、両肩、顎関節にも痛みが起こりました。夜も痛みでぐっすり寝ることが出来ず、病院を受診したところリウマチと診断されました。それから処方された薬を飲み始めましたが、全くよくなりません。

ある時リウマチに関する本を読み、白豆杉というものの存在を知って取り寄せ、飲み始めました。

しばらく飲んでいたところ、だんだん症状がなくなっていったのです。

CRP…5・4↓0・06
RA……27↓18
MMP-3…103・7↓50・6

はっきりと数字で改善したのがわかります。今では薬も減らすほど良くなりました。日常生活が、全て昔通りに送れるようになってうれしいです。

白豆杉と出合った事、感謝の気持ちでいっぱいです。ありがとうございました。

健康維持のために「白豆杉」を飲み続けていきたいと思います。

検査数値（白豆杉の使用後）

CRP	5.4	→	0.06
RA	27	→	18
MMP-3	103.7	→	50.6

症例7

白豆杉に出会えたことが夢のよう。感謝、感謝です。

愛知県　70代男性

　ある時から両膝が痛くなり、就寝時は寝返りも出来ないし、朝まで熟睡出来ない状態になりました。ペットボトルのフタもとることが出来なく、歩くにも杖を放すことが出来ませんでした。

　平成21年3月関節リウマチと判明。CRPは14・16、MMP-3は1871でした。同じころ新聞広告で、『リウマチがみるみるうちによくなる』という本に出合い、白豆杉を知ることが出来ました。

　取り寄せた白豆杉のエキス粒を1日3服飲んでみたところ、本当に〝みるみるよくなる〟になったのです。その時CRPは（14・16から）0・01、MMP-3は（1817から）1510に下がり、驚きました。

その後も症状は改善し続け、現在1日に夜1服の白豆杉を飲むだけの生活をしています。

そうして月1度の血液検査を受けていますが、CRPが0・2、MMP-3が220です。基準値よりは少し高いですが、症状はとても安定しています。体が元気なので、何でも出来てとても楽しい生活です。

本当に夢のようです。古い付き合いの医者には「おまえはしぶといな」と言われて、一緒に笑っています。あまりに元気になったので、皆に薦めています。

検査数値（白豆杉の使用後）

CRP	14.16	→	0.2
MMP-3	1871	→	220

症例8

ほぼ基準値であるのは白豆杉のおかげだと思います。

神奈川県　40代女性

平成27年10月、右手薬指と左手人差指の突き指の様な痛みに始まり、腕全体にも痛みが広がったため病院で検査を受け、抗ＣＣＰ抗体（43）のみ陽性でした。グレーゾーンの判定を受け、しばらくは消炎鎮痛剤で対応していましたが、それが全く効きませんでした。

診断は「リウマチの疑い」で、痛みが広がり苦しんでいる時に、ある本で白豆杉のことを知り取り寄せました。

白豆杉を1日1袋から2袋飲んでみたところ、1ヶ月ほどで両手のこわばりと痛みがやわらぎました。病院での3ヶ月おきの検査でも抗ＣＣＰ抗体の数値が下がってきて、他のリウマチ因子は全て陰性のままです。

痛みの少ない時は消炎鎮痛剤も飲まなくてよいと医師に言われ、今は白豆杉しか飲んでいません。レントゲンも特に骨の変化がみられず、進行していないようです。まだ完全に正常になったわけではありません。少しは痛みなどの症状があるのに、1年経過しても検査の数値がほぼ基準値であるのは、白豆杉のおかげだと思います。

症例9

2か月でCRPが下がり、5か月で肝臓の数値GOT、GPTも正常に。

長野県 70代男性

リウマチ発症は平成20年6月で、悪化し始めたのは1年後からです。

手首、肩、股関節等の痛みが続き、CRP数値も標準の0・4を超え、リュウマトレックスも2㎎を週に4回服用していたので、副作用で肝臓のGOT・GPTの数値も高い状態が続いていました。

白豆杉のことを知ったのはインターネットでした。

使用開始は23年9月からです。飲み始めて2か月過ぎからCRPが正常値に。5か月過ぎからは、GOT、GPTの数値も正常となりました。

症状も安定しています。

当初は白豆杉を1日3回使用していましたが、1年後に1日2回、3年後からは1日1回に減らし、正常な状態が保たれています。

症例10

CRPが少しずつ下がってくるのが嬉しい。

栃木県 60代女性

リウマチとは一生つきあっていく覚悟でしたが、高齢の義母93才、伯母の介護と、実兄70才が心臓の手術(9時間かかりました)を行い、ICUに90日通ったりと大変な状況なので、体力的にもう少し頑張らなくてはと思い、本で知った白豆杉を飲み始めました。

4月から1日3包服用していましたが、8月から1包に減らしています。

CRPが少しずつ下がってくるのが嬉しく、秋冬用の野菜作りに励んでいます。

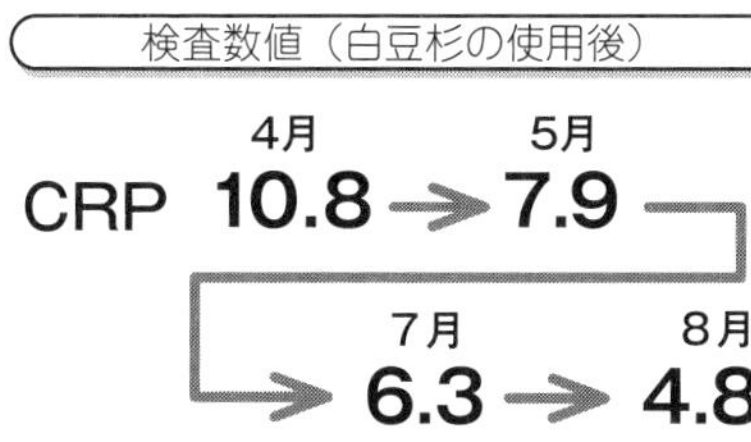

症例11

痛みが和らぎ、杖なしでも歩けるようになった。病院の薬は飲んでいません。

福島県　70代女性

足や上腕部の筋肉痛が長く続いたため、大学病院の医師に診てもらったところ、軽度のリウマチと診断されました。しかし、原因は主にストレスであるとおっしゃられ、薬は処方していただけませんでした。

私の親友も5年前からリウマチを発症していたため、彼女に相談したところ、白豆杉の存在を教えてくれました。

さっそく1日3包の服用を続けたところ、体がとても楽になりました。

以前は動くために杖をつくほどで苦慮していましたし、とくに朝の起床時はとても苦しかったのですが、それがなくなり、家事も以前のようにこなせるようになりました。歩きはじめは少々きついこともありますが、ゆっくり5分ほど歩くと、杖なしでも歳相応に歩けるようになります。
現在まで病院の薬は一切服用しておらず、白豆杉だけを欠かさず服用しています。

症例12

本当に良くなってきているのがわかりました。

長崎県 70代女性

平成28年4月頃は、体中が痛くてドアも開けられず、両ひざは痛いし、首は痛いし、これからどうなるかと不安でした。病院ではリウマチと診断され、リウマトレックスの治療を受けましたが、副作用で肺炎になりました。
その後、新聞で『リウマチはしっかり良くなっていく』という本を買い、白豆杉を知りました。

飲み始めて1か月半ぐらいは、悪くはないけど、良くなっているのかどうかわからないと思うくらいでしたが、その時期が過ぎたら本当に良くなってきているのが分かりました。

今はCRPも28ぐらいになりました。本当はもっと低いと思います。平成28年11月に左肩を骨折して、治療のための金具が残っているからだと思います。

8ヶ月ぐらいの間、朝、昼、夕と服用していたのですが、娘が肺がんになって手術をしたので、娘に服用させて、私は朝晩にしています。

リウマチの方には紹介していますが、がんの人にも教えたいと思います。

症例13

毎日痛みもなく過ごしております。

茨城県　50代女性

20年前よりリウマチの症状が出始め、だんだん痛みがひどくなり、どうしようと悩んでいました。私には以前のケガの後遺症があり、とくに右足首の負担になっていたと思います。

そんな時、書店にて白豆杉の本を手にとりました。

白豆杉を飲み始め、CRP値3・50まで上がったのですが、現在CRP値0・07まで下がり、毎日痛みもなく過ごしております。

もし白豆杉に出逢えなければと考えますと、おそろしくなります。

本当にありがとうございました。

検査数値（白豆杉の使用後）

CRP **3.50 → 0.07**

症例14

普通の生活が送れています。

兵庫県　70代女性

平成26年6月、首、股関節、上腕、両足のふくらはぎ、両手指、両肩、顎関節などにこわばり、痛み、しびれが強くあらわれ、全身の湿疹、かゆみ、倦怠感などにも悩まされました。

食欲がなく体重が減少してしまい、筋力不足で階段の上り下りができず、歩行も困難になってしまいました。

そうなると当然、洗濯や掃除などの日常の家事もままなりません。夜も眠れず寝たきりのような状態でした。

病院での治療ではリウマトレックスを処方されましたが、副作用が強く出てしまい、途中で断念せざるをえませんでした。

平成26年9月よりブレディニンを服用。それに先立って平成26年6月より、白豆杉の粒を1日3袋飲み始めていました。

その後、平成27年8月より、白豆杉を1日2袋に調整。平成28年2月より白豆杉を1日1袋。平成29年2月より白豆杉を1日1／2袋飲むという生活を継続してきました。

その間の検査数値の経過は表のとおりです。

おかげさまで今では普通の生活が送れています。感謝の気持ちでいっぱいです。ありがとうございました。健康維持のため、今後も「白豆杉」を飲み続けていきたいと思っています。

検査数値（紅豆杉の使用後）

	H26.6月		H27.6月		H29.6月
CRP	5.43	→	0.03	→	0.02
RA	27	→	20	→	13

症例15

痛みも全くなく、元気に過ごしています。

岡山県　80代女性

ある時から朝起きた時、手のこわばりを感じるようになりました。次第にひどくなってきたので、もしかしてリウマチではと病院で検査し、やはりそうでした。薬をもらって服用しましたが、副作用がひどく止めました。

ある時週刊誌で、白豆杉がリウマチによいという記事を読み、取り寄せました。飲み始めると手のこわばりも少しずつ和らいで助かっています。早く気づいたので、症状を忘れるほどです。

私の場合は今、1日2粒で痛みも何もなく、元気にすごしています。私にとっては、なくてはならないものです。有難く感謝しております。

症例16

半年ぐらいで体が軽くなりました。

徳島県　60代女性

平成25年1月、病院でリウマチと診断されました。

手首、両膝が痛くて眠れず、寝返りがうてない状況で、この先どうなるのかと泣いてばかりの毎日でした。リウマトレックスを週1回飲んでいます。

その後『リウマチはみるみるよくなる』という本を読んで、白豆杉を購入。毎日18粒飲み始めました。

すると半年ぐらいで体が軽くなりました。薬の副作用で激やせしていましたが、いまは体重も増えました。白豆杉、ありがとう。これからも続けます。

症例17

ヘバーデン結節発症。以後継続して白豆杉を飲用して16年目。

北海道　60代女性

ヘバーデン結節になり、両手の指すべての第2関節の発赤、疼痛、腫脹で指を使う不便さと苦痛が半年ほど続いていました。

薬物過敏症にて痛み止めや消炎鎮痛剤が使えなかったため、食品で治せないかと考えていたときに、白豆杉のことを知りました。

飲用3か月後から、次第に全ての指の第2関節の発赤、腫脹、疼痛が和らぎ、自然のうちにもとにもどっていたことに気がつきました。

それから半年後、もうよいかと判断して飲用を中止したのですが、しばらくしてヘバーデン結節が再発してしまいました。

以後継続して白豆杉を飲用して16年目になります。

私は看護師ですが、あらゆる薬物に過敏症があり、ある薬物でアナフィラキシーショックになり、心停止になった経験もあります。

白豆杉をすすめてくれたのは親しい医師で、ご自身も飲用しているとのことです。

症例18 本当にリウマチだったのか不思議なくらいよくなりました。

福島県 60代女性

平成年30年2月8日、リウマチと診断されました。検査の数値は次の通りです。

CRP4・25、RF91・1、CCP453・0

処方薬リウマトレックス2mg、朝2錠、夕1錠を3回飲んだところで食欲不振、のどの渇き、カラ咳とカゼを引いた状態が続き、何も出来ませんでした。つらくて病院に行くのを止めました。

白豆杉を購入して、

4月7日〜14日　1日3包　8日間、

4月15日〜21日　1日2包　7日間

4月22日〜5月2日　1日1包　11日間

5月3日〜19日　1日3粒　17日間

5月20日〜　　1日2粒

(この辺から効いているのか、カラ咳出てきたので減らしていきました。)

現在痛みは少々ありますが、生活にはまったく支障はありません。本当にリウマチだったのか不思議なくらい元気です。これからも体に合わせて飲み続けたいです。

症例19
身体が軽くなり少しずつ外に出られるようになった。

広島県　70代女性

15年前にリウマチになり、動くのが不自由になっていきました。やがてほぼ寝たきり状態になり、要介護2になり、室内は歩行器を借りて歩いていました。今でも使用しています。ＣＲＰも20くらいになり、痛みがひどい状態でした。

白豆杉は週刊誌で知り、取り寄せて飲んでいます。３ヶ月くらい飲んだところ身体が軽くなり、少しずつ外に出られる様になりました。

病院の治療はシムジア（生物学的製剤）の自己注射を月2回、自分で打っています。以前は20くらいあったＣＲＰが、今は0・05と正常になり、5～6年は安定しています。

白豆杉とのつきあいは15年以上になりますが、飲むのを止めると痛みがあり、これからも仲良く付きあっていくつもりです。
おかげさまで週1回のペースで、大好きな温泉にも行くことができています。

症例20
趣味のコーラスの舞台に上がれるようになりました。

北海道　70代女性

平成17年1月、左足変形性膝関節症と診断され、注射を5回打つも7月には硬直し悪化。病院を変え、11月にリウマチと診断され、リマチル１００㎎２錠を服用、左足はリハビリ。

平成18年1月、右足膝が熱をもって腫れ、体が硬直、左手首、ヒジ、肩と痛み、歩行困難、車椅子使用になりました。この頃は眠ることが出来ない位の痛みに悩まされました。

関節液検査結果ＭＭＰ-３の数値が２２０８・３。しかし医者からは、病状について何の説明もありませんでした。

不信感を感じながらリマチル、痛み止めロキソニンも時々飲んでいました。そんな時、白豆杉を見つけ注文しました。

平成18年8月からエキス粒に切り替え、現在まで4箱90粒を注文し現在に至ります。こんなに体が軽くなり、歩けるようになるとは考えてもみませんでした。皆に驚かれています。趣味のコーラスの舞台にも上がれるようになり、小旅行にも行けるようになりました。白豆杉に全幅の信頼をおいています。

今はリマチルは全く飲んでいません。時々関節の痛みがある時、ロキソニンを飲みます。副作用に苦しみましたので、注意しています。お医者さんの暴言に本当に悲しい思いもしました。薬の副作用で、顔、首、手に大きな斑点が出て苦しみました。白豆杉の本に出合わなかったら……と思うと体が震える思いです。

症例21

一生飲み続けたいと思っています。

北海道　70代女性

平成26年6月の検査でリウマチの判定を受けました。床から起き上がれず、全身の痛みで大変でした。ＣＲＰ5・43、ＲＡ27です。処方されたリウマトレックスで副作用がでました。プレディニンに変更です。

その頃書店で白豆杉の本をみつけ、エキス粒90袋を購入。2年間1日3回服用しました。結果ＣＲＰ0・03、ＲＡ12になりました。痛みもとれて歩行出来、普通の生活が出来る様になりました。

今はエキス粒1日2錠で一生飲み続けたいと思っています。「ありがとう」の気持です。

検査数値（白豆杉の使用後）

CRP	5.43	→	0.03
RA	27	→	12

症例22

私だけでなく、知人も痛みがやわらいだと連絡があり嬉しくなりました。

茨城県　70代女性

リウマチで手首、かた、腰、ひざが痛く、夜も目がさめていました。

『リウマチはみるみるよくなる』(中島修先生監修の本)を新聞で知り、買い求めました。すぐに読んで白豆杉を取り寄せて飲み始めました。すると2、3日後に痛みが軽くなり、引き続き飲用させていただいております。今までの痛み、だるさはなんだったのかと思うほど回復し、本当に助かっております。

病院で処方された薬は飲んでおりますが、CRPが0・58だったのが、今では0・06に下がっております。うれしくて涙が出ました。まだこのまま続けて飲んで行きたいと思っております。

温泉で同じリウマチの痛みに耐えておられた方と出会い、白豆杉の事を話したところ、私にも教えてほしいというので早速紹介してみました。飲みはじめたら痛みが和らいだと電話があり、うれしくなりました。

症例23

あの左足の神経、骨の痛みが消えかかっています。

広島県　60代男性

リウマチ発症から19年目に入り、もう打つ手なしの状態。体、特に四肢はギスギスしてどうにもならない。

生物学的製剤にしようかと思っていた矢先、白豆杉の存在を知りました。もう左足はステロイドの影響で歩くことができず、両腕はしびれたような状態で、もう打つ手なしです。CRPは10・0です。

白豆杉を取り寄せ、平成27年9月9日から飲み始めました。

するとすぐに楽になりましたが、日にちが経つにつれてまた元の状態に戻り、12月4日時点で痛いながらも少し楽になっている。よくなったり悪くなったりを繰り返しています。今は1日18粒です。

朝、晩サラゾスルファピリジンを1つ、ステロイド2mg、インドメタシン1つ服用。

12月9日で3ヶ月になりますが、あの左足の神経、骨の痛みが消えかかっています。

有難うございます。

まだギスギスしますが、次第に良く(楽に)なるでしょう。

症例24

関節の腫れも少なく痛みも楽になりました。

福井県　70代女性

関節の痛みを感じて病院へ行き、関節リウマチと診断されました。岡野先生監修の『リウマチはよくなっていく』を読んで、白豆杉を試そうと決めました。

当時の検査結果は次に記す通り高い値でした。

リウマチ因子…………223
血沈…………36
CA－RF…………381
CCP抗体…………311

白豆杉を1袋のみ続けたところ、良い方向に改善しました。数値としては次の通りです。

リウマチ因子……………158
血沈…………………28
CA―RF…………226・8

関節の腫れも少なく痛みもらくになりました。肝機能などの数値も良好で副作用が全然ないのに感心しています。

症例25

私を救っていただきありがとうございました。

愛知県　70代女性

55才からリウマチで痛みに耐え、それでも15年間ずっと仕事しています。時には痛みで歩けなかったり、朝起きると首・手・足が痛くて、毎日痛み止めを飲んでいました。令和1年5月より生物製剤を打っています。それでも痛みは収まりませんでした。悩んでふと本屋に入り『リウマチはよくなっていく』に出会いました。当時の血液検査の結果は次の通りです。

令和2年1月　CRP　7・2　MMP—3　259・2
令和2年3月　CRP　9・8　抗CCP抗体　300・0
令和2年4月　CRP　0・1　MMP—3　278・0

その後、白豆杉を飲み始めました（1日3包18錠）。

2か月過ぎた頃、急に体が軽く感じて、不思議と全身の痛みが消えたようになりました。ただし、まだ手足のむくみや手のしびれは残っていました。

白豆杉を飲み始めて2ケ月間は半信半疑でしたが、今はよくなると確信して1日3回必ず飲んでいます。

本当に白豆杉に出会えて生きる希望が持てました。痛みに耐えて、これからの不安と悲しさばかりなげいていましたが、普通の体に戻れて嬉しいです。

私を救っていただきありがとうございました。

第5章 リウマチを改善するQ＆A

Q1 リウマチとはどんな病気ですか？

昔からいうリウマチとは、年をとって膝や腰の関節が痛む病気の総称で、さまざまな神経痛、変形性関節症や通風を含み、リウマチ性疾患としてひとくくりにされています。また全身性エリテマトーデスやシェーグレン症候群、強皮症などを含む自己免疫疾患という病気のグループがあります。

本書で取り上げているリウマチとは、正式な名称は「関節リウマチ」です。リウマチ性疾患と自己免疫疾患の両方に属する膠原病という種類の病気です。

特徴は関節の痛み、熱っぽさや腫れ。常に関節に炎症が起こっており、治療しないと関節の骨が炎症によって破壊され、体の自由が効かなくなり、車椅子生活や寝たきりになってしまう人もいます。40歳以上の女性に多く発症する傾向があります。

膠原病に含まれないリウマチ性疾患においても、患部に強い炎症反応が起きており、免疫の異常が関わっていることがわかってきました。

白豆杉は、過剰な免疫を調整し、炎症反応を抑える働きがあるので、自己免疫疾患にもリウマチ性疾患にも効果があるようです。

Q2

親がリウマチだと子供もリウマチになるのでしょうか？

リウマチには遺伝的要因が関わっているといわれますが、親がリウマチでも子供がリウマチになるとは限りません。ひとりの患者さんの子供がリウマチになる確率は3％程度といわれています。日本人全体のリウマチ発症率は0・3％くらいなので、それに比べれば高いですが、恐れるほどではないのではないでしょうか。

リウマチは遺伝的要因、環境的要因など色々な原因が絡み合って発症すると考えられています。もし遺伝が心配なのであれば、環境要因を改善することでリスクを減らすことができます。

環境要因としてリウマチに特によくないとされるのが喫煙です。ほかにも過度のアルコール、偏った食事、ストレス等。これらを避けることが発症の抑止には重要だとされています。

ストレスには色々なものがあります。肉体的・精神的疲労、精神的苦痛、過度の運動も要注意です。

白豆杉は、予防的に摂取することで、過剰な免疫反応を抑え発症を未然に防ぐ可能性があると研究者は考えています。環境要因の改善、リウマチ検査、そして予防的な白豆杉の摂取。この3つが発症リスクを回避する大きな力になるでしょう。

Q3

徐々にリウマチが進行し、病院で生物学的製剤の使用を勧められています。副作用が怖いし、薬が高額なのでためらっています。

生物学的製剤は寛解を目指せる薬として評価されていますので、うまくいけば寛解に至る可能性があります。生物学的製剤の第一選択薬はインフリキシマブ（商品名レミケード）です。この薬は炎症を引き起こす炎症性サイトカインの働きを抑え、症状を軽減してくれます。

ただし改善の見込みは１００％ではありません。効かなければ薬を増量したり、ほかの生物学的製剤に変えることもあります。

確かに生物学的製剤は高価です。インフリキシマブの一か月の薬代が３割負担でも約３万円。それに再診料、処方料、検査料、他の薬代がかかります。平均して毎月６万円の治療費がかかるといいますので、負担は大きいです。

そうしたことも視野に入れて、治療の方向性を考えてみてはいかがでしょう。主治医とじっくり相談することも大切です。

Q4 生物学的製剤の効き目はどの程度でしょうか?

リウマチ学会など専門家筋の発表では、著効(目覚ましい効果)があった人は4割、おおむね有効を入れると8割の患者さんに効果があったとされています。一方、副作用の出現は5割から9割だといいます。

生物学的製剤は遅行性、つまり効果が出るまで時間がかかり、一か月から3か月は様子を見なければなりません。3割負担でも月に数万円かかる高価な薬でもあり、躊躇する患者さんが多いのもうなずけます。

白豆杉は、生物学的製剤と同じような働きかけをしますが、副作用がないので生物学的製剤よりも始めやすい面があります。

生物学的製剤の副作用については、それぞれの添付文書で確認すると50%~90%以上の確率で発生しています(99ページ図7参照)。

白豆杉は安全であることはもちろん、貧血や肝機能の改善などの副効果も得られるので、生物学的製剤の前に、抗リウマチ薬の補完医学素材としてためす価値があるといえるでしょう。

リウマチの薬を服用することで起きた副作用を白豆杉は緩和させることができます。

Q5 生物学的製剤にはどんな副作用がありますか？

抗リウマチ薬全般にも当てはまりますが、生物学的製剤で注意が必要なのはまず感染症です。リウマチが自己免疫疾患であり、治療では免疫反応を抑えることになるので、どうしても感染症を起こしやすくなります。それも肺炎や肺結核など重篤な病気にかかりやすいのが難点です。

また間質性肺炎も副作用としては怖い病気です。感染症とは異なる病態で、薬の影響で肺が線維化し、肺としての機能を果たせなくなります。実際にこうした病気で命を落とす患者さんも少なくありません。

ほかに骨粗鬆症や胃腸障害、肝障害、腎臓障害など様々な臓器に影響が及びます。貧血、口内炎なども多いようです。

こうした副作用を防ぎ、万一発症しても適切な治療で危険を回避するには、リウマチ治療に精通した医療スタッフのいる専門病院で治療を受けることが、一番重要だとされています。

Q6

白豆杉とはどんな植物ですか?

白豆杉は、イチイ科の常緑針葉樹で、中国南部の雲南省の、南はベトナムやラオスに接する国境に近い地域に自生しています。生息地域は、海抜3000メートル～4000メートルという高山です。中国の白豆杉は、絶滅危惧種として保護対象になっています。本国では医薬品開発の材料として重視されており、ごくわずかが研究用として日本とアメリカにも輸出されています。

白豆杉は生薬の素材のひとつで、薬効は、血糖降下作用、利尿作用、中枢神経抑制作用などとされていましたが、最近の研究で、がん、糖尿病、肝炎、そして本書でご紹介したようにリウマチや膠原病の改善に役立つとして注目されています。

Q7 白豆杉の安全性は確かですか？

公的な研究機関で安全性試験をクリアしています。有害事象も発生していません。日本食品分析センターで行った白豆杉の毒性試験では、「１０００㎎／kg摂取しても毒性は認められない」という結果が出ています。量的に考えて事実上無害ということです。ヒ素及び毒性の強い重金属も、残留農薬も全く検出されていません。

白豆杉は医薬品ではないので、効果効能、副作用なども製品に記載されていません。そのため使用する人は、多少の不安を感じることもあるでしょう。

しかし本書の第３章を読んでいただくとわかる通り、白豆杉はこれまで科学的な検証が繰り返されてきました。今も岐阜大学、京都大学、富山大学、北里大学、金沢医科大学、神戸薬科大学、茨城キリスト教大学、また米国のアルバート・アインシュタイン医科大学など、そうそうたる大学や研究機関で研究が行われています。その研究成果はすでに50を超える学会で発表され、アメリカの『Life Science』『Journal of Natural Products』他、著名な学術誌に論文が掲載されています。

こうした経緯からも白豆杉の安全性、有効性は信頼に足るものだといえるでしょう。

Q8 白豆杉はリウマチや膠原病にどのような作用があるのですか？

リウマチを含む膠原病は、いわゆる自己免疫疾患です。これらの病気は、本来病原体やがんなどの有害な異物や敵を攻撃するはずの免疫細胞が、誤って自分自身の成分を攻撃してしまうことで起きています。リウマチの場合、免疫細胞が攻撃するのは関節の滑膜という部分で、ここから激しい炎症が起き、次第に関節の骨まで破壊するようになります。

関節の炎症部分には、免疫細胞の指令で分泌されたＴＮＦ−αやインターロイキン６（IL−６）等のサイトカインが大量に存在し、盛んに滑膜を攻撃しています。

白豆杉は、炎症を起こすIL−６やＴＮＦ−αの過剰な活動を抑え、炎症を沈めます。しかもその活動を全て停止させてしまうのではなく、正常な状態に戻すため、免疫力全体を低下させることがありません。従って感染症などの副作用も起きないのです。

Q9

痛みや腫れなどのリウマチの症状は白豆杉で改善しますか？

白豆杉を用いた臨床試験では、約80％の人に症状の改善が見られました。

ある50代の女性は、白豆杉を摂取して２週間後には、一日中消えなかった手のこわばりが75分になり、下半身の関節部の腫れが消失、肘、股関節、人差し指、中指の痛みが消えました。摂取４週間後には、手のこわばりは15分になり、手首や薬指の痛みが消えています。

しかも副作用が全くありません。医薬品ではない天然の物質で、痛みや腫れを改善する力をこれだけ持つものは、そうあるものではありません。

摂取後2週間が、白豆杉の効果が現れるまでの期間として最も多いようです。

Q10

白豆杉をリウマチの薬と一緒に飲んでも大丈夫でしょうか？

これまでの報告では全く問題ないようです。むしろ白豆杉を摂取していると、リウマチ薬の副作用と思われる肝機能の低下を防いだり、貧血を防いだりする効果があるようです。骨密度を維持して骨粗鬆症を防ぐ効果も報告されています。

こうした作用は、白豆杉が医薬品ではなく、様々な成分を含んだ天然の素材であることが影響していると研究者は考えています。

医薬品は、ひとつの成分がひとつの病気や症状をピンポイントで狙うように作られています。そのため用法用量が厳しく決まっており、過剰摂取は薬の効き過ぎ＝副作用につながります。これは目標を絞って確実に効く薬を作るためには、いたしかたないポイントです。

しかし白豆杉は、様々な成分が混然一体となって含まれているため、多彩な効果を発揮します。肝臓にも、骨にも、皮膚にも、神経にも効く。免疫を抑えながら抑え過ぎない。しかも痛みや腫れなど過剰な炎症は、〝過剰な部分〟のみを抑えるので、じきに治まってしまう。きわめて理想的な作用といえるのです。

Q11

白豆杉はいつ飲めばいいのでしょうか？

基本的にはいつ飲んでも差しつかえありません。白豆杉には、一緒に摂ってはいけない禁忌の食品はありませんし、医薬品と一緒でも飲み合わせなどの問題はありません。こうした性質を相和作用といいます。

体内への吸収のよい時間を選ぶのであれば、食事と一緒がよいでしょう。食事の時間は消化器が最も活発に働いているので、白豆杉の成分もあますところなく体内に吸収されていくと考えられるのです。

Q12

白豆杉は一日にどのくらい飲めばいいのでしょうか？

厳密な決まりはありませんが、リウマチや膠原病の治療の補助的な使い方であれば、1日18粒くらいという方が多いようです。例えば1日3回の食事の際、6粒ずつというパターンです。

ただし一人ひとり体調、病状が異なるので、ご自分で感触をみながら増減していけばいいでしょう。病状が安定してもしばらくは同じ量を続け、それから徐々に減量していくという方法もあります。症状がほとんどない寛解という状態になって、1日6粒を再発予防のために飲んでいるという方もおられます。

Q13

白豆杉はリウマチ以外の病気にも効果がありますか？

リウマチという病気には、炎症性サイトカインIL－6が深く関わっていることがわかっています。IL－6はリウマチだけでなく、クローン病や強皮症、大動脈炎など様々な自己免疫疾患において鍵となるサイトカインであり、炎症を引き起こす張本人とされています。他にもTNF－αなどのサイトカインが関わっていますが、自己免疫疾患以外の様々な炎症性疾患にも関わり、今現在幅広く注目されているのはIL－6です。

白豆杉は、問題のIL－6を抑え込むことが臨床試験でも確認されており、このサイトカインが関わる自己免疫疾患全体に有効性があると考えられています。

また、がん細胞をアポトーシス（自然死）させることも証明されており、ぜんそく、花粉症などのアレルギー性疾患、C型肝炎のようなRNAウイルス性疾患にも有効です。

Q14

白豆杉は妊娠中に飲んでも大丈夫でしょうか？

白豆杉は、日本食品分析センターでの検査で、有害な成分は全く入っていないことが確かめられています。ヒ素、鉛、カドミウムなどの有害な金属や農薬類も入っていません。この点で一般的な安全性に関しては、全く問題がないといえます。

補完医療を取り入れている産婦人科で、花粉症に悩む妊婦さんに白豆杉を勧めている医師もいます。　花粉症はアレルギー疾患であり、やはり免疫の異常があります。免疫を正常化する白豆杉は、花粉症への効果に関して定評があります。

白豆杉は、妊娠中の方だけでなく乳幼児、子ども、高齢者など、どのような方でも摂取できる安全性の高い補完医学素材です。

監修者紹介

岡野 哲郎（おかの・てつろう）

岐阜大学紅豆杉研究室特任准教授
北里大学元准教授
免疫学博士

1975年北里大学卒業
北里大学衛生科学検査研究センター免疫室室長、北里大学免疫学研究室専任講師、酵素・補完医学研究部門・部門長 准教授を経て、現在に至る。
アレルギー・リウマチなどの臨床免疫学、人類遺伝学を専門とする紅豆杉・白豆杉研究者。学生には「ひげの先生」と慕われている。
日本リウマチ学会、日本臨床免疫学会、日本免疫学会、日本人類遺伝学会、日本癌学会、日本補完医薬学会、米国臨床免疫学会、ヨーロッパ免疫学会など、国内外の学会発表多数。

著者紹介

木下カオル（きのした・かおる）

医療ジャーナリスト
1959年生まれ。出版社勤務を経てフリーランスのジャーナリストとなる。リウマチや糖尿病などを始めとした生活習慣病やがんなどをテーマに健康、医療分野の執筆活動を展開中。

本書を最後までお読みいただきまして
ありがとうございました。

本書の内容についてご質問などございましたら、
小社編集部までお気軽にご連絡ください。

如月書房 編集部
TEL:03-6821-5778

【改訂新版】
炎症性サイトカインの暴走を止めると
リウマチはしっかりよくなっていく！

発行日 2024年3月10日 初版

定価 本体1200円＋税

監修 岡野哲郎

発行 如月書房
〒101-0032
東京都千代田区岩本町3-2-1
共同ビル新岩本町802
TEL 03・6821・5778
FAX 03・6821・5779

発売 平原社
〒162-0044
東京都新宿区喜久井町34番地 九曜舎ビル3階
TEL 03・6825・8487
FAX 03・5296・9134

印刷・製本 ベクトル印刷株式会社

ISBN978-4-938391-82-9